急诊急救口袋书

自救与救人

李俊英

主编

JIZHEN JIJIU KOUDAISHU

ZIJIU YU JIUREN

电子科技大学出版社

University of Electronic Science and Technology of China Press

·成都·

图书在版编目（CIP）数据

急诊急救口袋书：自救与救人 / 李俊英主编. —
成都：电子科技大学出版社，2023.12
ISBN 978-7-5770-0087-9

Ⅰ.①急… Ⅱ.①李… Ⅲ.①急救—基本知识 Ⅳ.
①R459.7

中国国家版本馆 CIP 数据核字（2023）第 015559 号

急诊急救口袋书　自救与救人
JIZHEN JIJIU KOUDAISHU　ZIJIU YU JIUREN

李俊英　主编

策划编辑　谢晓辉　陈松明
责任编辑　彭　敏

出版发行　电子科技大学出版社
　　　　　成都市一环路东一段159号电子信息产业大厦九楼　邮编 610051
主　　页　www.uestcp.com.cn
服务电话　028-83203399
邮购电话　028-83201495

印　　刷　成都市金雅迪彩色印刷有限公司
成品尺寸　170 mm×240 mm
印　　张　12
字　　数　270千字
版　　次　2023年12月第1版
印　　次　2023年12月第1次印刷
书　　号　ISBN 978-7-5770-0087-9
定　　价　68.00元

编 委 会

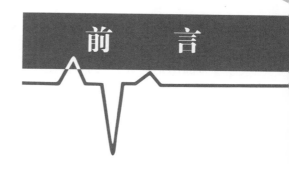

前　言

　　问一个问题：你喜欢急诊吗？我想除了急诊人，没有一个人会给出肯定的回答。如此一个"不受欢迎"的地方，每天却门庭若市。不管你喜欢还是不喜欢，急诊急救都是人们所需要的。

　　人们对急诊急救的印象就如同119救火一样，认为那只是医院该做的事，是急诊医生才能做到的事。因此，一遇到紧急情况，大家就会拨打120。放下电话后，病人的家属、亲戚、朋友开始度秒如年，催促者有之、抱怨者有之、咒骂者也有之。殊不知，由于交通、路程等原因，急救人员并不能立即到达现场。曾有人在一线城市做过统计，120急救车到达时间平均在10分钟以上。

　　医学上将遭遇意外突发伤病的前10分钟称为"急救白金十分钟"；将猝死的前4分钟称为"黄金四分钟"。除非在医院内突发疾病，否则很少有人能幸运地在数分钟内等来专业的急救人员。在遭遇大灾大难时，急救会面临更多的困难和挑战。危急重症病人能否活过来，发病时身边是否有懂医学知识的人给予救治很关键，医生在这时往往都是鞭长莫及的。因此，掌握一定的急救技术是非常必要的。

　　学习完这本书，希望你可以做到自查自救。如果你一个人在家突然出现胸痛、腹痛的症状，根据自己的感受和体征，可以初步判断出是哪个地方出了问题，是否危急；看完这本书，希望你可以在突然发生气道异物堵塞或过敏的时候，知道自己怎么做才能转危为安；看完这本书，希望你在遇到水灾、中毒等意外时，知道如何做正确的事。

看完这本书，希望你能对身边的家人、朋友、同事乃至路过的陌生人提供正确有效的帮助：如果一个人在你身边倒下，除了拨打120求助，你能判断其是否心搏骤停，并能用心肺复苏技术去施救；如果一个人面瘫了，你能判断出是其脑袋出了问题还是面神经出了问题；对于溺水或中风的病人，你知道如何去帮助他。

　　本书是由四川省人民医院急救团队编写的一本群众看得懂、用得上的急诊急救科普书籍，是一本适合全民阅读的医学科普书，也是一本既可以救人也可以自救的实用性医学科普书籍。

编　者

2023 年 2 月

目 录

第一章 救命技术教给你

第一节 心肺复苏术

武侠小说里神奇的仙丹或法术总能达到起死回生的神奇效果。从医学上来说，一个人如果呼吸没了、心跳停止就意味着这个人已经死去。但是在现实生活中，如果这个人呼吸心跳突然都停止了，施救得法，是有可能救回来的。这个"救命法术"就是医学上讲的心肺复苏术。掌握了心肺复苏术，你就是武侠小说里那个手握仙丹、法力最高的人。

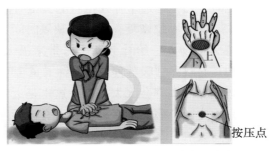

两手掌交叉手臂打直　　双乳头连线中点

按压点

一、什么是猝死

简单来说，猝死就是一个人突然死亡。在医学上，猝死是指一个平时无任何疾病、貌似正常的人在发病后24小时内，发生突然的、自然的死亡。猝死可以发生在任何时间、任何地点、任何人身上。有的发生在睡梦中、有的在运动场……猝死是现代社会严重的公共卫生问题之一。中国北京流行病调查显示，中国每年有60～100万人猝死。

二、猝死的特点和现状

（一）猝死的四个显著特征

（1）突然发生；

（2）急救人员不在身旁；

（3）发生时间不可预测；

（4）救治时间非常短（黄金4分钟）。

这些特征导致猝死的抢救成功率低下。我们希望通过各种途径让公众学会心肺复苏术，让人人都成为猝死者的"救生员"，以挽救更多猝死患者的生命。

（二）猝死的现状

猝死具有不可预测性和快速致死性，在生活中这部分患者很难得到有效抢救。如果只呼叫120，等医务人员到达后再开始抢救，往往已经超过十分钟，此时，已经错过了猝死抢救的黄金时间（4分钟），复苏成功的可能性就极小了。即使心跳恢复，但大脑缺氧时间太久，神志已无法恢复，患者很有可能成为植物人，给社会和家庭带来极大的负担。大量的循证医学研究发现，如在心跳和呼吸骤停的4分钟（黄金时间）内进行有效的心肺复苏，病人抢救成功的概率会大大提高。这也是近年大力开展心肺复苏公众培训的意义所在。这部分病人很多是既往没有健康问题的中青年，如果心肺复苏成功后进行高级生命支持，预后良好，能完全回归社会生活。

三、猝死的高发人群

猝死最主要的发病器官是心脏。心室颤动（室颤），室颤是引发猝死的常见因素之一。我国每年有数十万人死于此病。此病具备突发性和不可预测性。另外，工作和生活压力大的中青年人，生活不规律尤其是熬夜或过度劳累的人，更是猝死的高危人群。

四、猝死的判断

在实施心肺复苏之前，你一定要学会判断患者是不是猝死、是否需要心肺复苏。不能盲目地进行心脏按压、口对口吹气。生活中突然倒地的人很多，意识丧失的人也很多，但他们很多都不是心跳呼吸停止，并不需要心肺复苏。也许他们是低血糖昏迷、脑出血昏迷、脑梗死昏迷、严重低钠昏迷、热射病昏迷……这些病人如果被错误地判断为猝死，不当地给予心肺复苏，将会导致严重的后果。一个本来只需要你拨打120进行救助的病人，你却进行心肺复苏，这非常危险！

（一）猝死"三兄弟"，缺一不可

（1）拍打呼唤无任何反应；

（2）触摸不到大动脉；

（3）感受不到口鼻气息。

这些就是医学上常提到的心搏骤停的表现：昏迷、心跳呼吸停止。

（二）如何判断猝死

（1）喊。用力拍打病人双肩，贴近其双侧耳朵呼唤，如果病人无任何反应，表示其已经处于昏迷状态。

（2）摸。伸出一只手，用食指和中指去触摸患者的颈动脉（位于颈部正中外侧2～3 cm，左右均可），认真感受病人是否有脉搏跳动，感受时间为5～10秒，如果感受不到脉搏跳动，则表示病人心跳停止。建议大家平时也可以试着摸一下自己的颈动脉。颈动脉比手腕处的桡动脉更大一些，更好摸到。如果你连自己的颈动脉都摸不到，怎么去判断病人的颈动脉呢？

（3）气。用耳朵或手靠近病人口鼻，感受病人是否有气流呼出；同时，可以用眼睛看患者的胸部是否有起伏。如果病人胸部没有起伏、口鼻没有气体呼出，表明其呼吸停止。

五、错误实施心肺复苏的危害

患者如果只是意识丧失，而心跳呼吸正常，通常他只需要到医院进行相应的治疗就可以了。如果病人被错误地判断为猝死，给予心肺复苏，用于救命的心肺复苏术可能就变成"杀人"的刀了。患者如果只是因某种疾病出现意识不清、昏迷，暂时并无生命危险，这时如果给予心脏按压，很有可能导致严重心律失常，反而出现心跳停止。更何况心肺复苏本身可能会产生严重的并发症，如肋骨断裂、气胸、血胸、心肌损伤等。近年来，心肺复苏公众培训非常火爆，作为一个长期从事急诊工作的急救人员，笔者强调：判断、判断，必须准确地判断！确认猝死才可以进行心肺复苏！否则，真是弊大于利。大家也要清醒地意识到，目前国内外院外心肺复苏的成功率非常低，成功比例不足5%。我们希望通过普及心肺复苏这一急救技能，提高猝死的抢救成功率，挽救更多人的生命。

六、如何进行心肺复苏术

（一）心脏按压

心肺复苏按压点，老百姓一般称为"心窝"，在胸骨下端以上约3 cm，或两乳头连线中点。实施心肺复苏时，两手掌交叉，手臂打直，利用上身的力量下压，下压深度为5～6 cm；随后放松，手掌根部不要离开按压点，病人胸部会自然弹起；接着又向下按。按压频率是100～120次/分钟。通过我们的按压，改变胸腔压力，最终达到心脏血流的外输和内流，形成人工的血液循环。

（二）人工通气

通气前要清除病人口腔异物（尤其是呕吐、溺水的患者），将一个手掌置于病人额头下压，另一只手抬起病人下颌，使病人脑袋向后仰（医学上称为抬头举颏法）；将病人鼻子捏住，深吸一口气，然后完全包住病人的嘴，再使劲吹一口气，约1秒，然后放开病人的口鼻；1秒钟后重复以上的动作，再给予一次吹气。按照心脏按压30次—通气2次—按压30次—通气2次的顺序，做5个循环。

关键点：患者需平卧于较硬的平板或地板上，按压时，实施者的手肘部保持伸直，按压放松比例为1∶1，按压30次后通气2次，如此循环。另外，对于有外伤的患者，要注意检查其颈椎，如果其颈部有损伤的可能，则不能使用抬头举颏法开发气道，要使用双手托下颌法。

七、心肺复苏成功的标志是什么

患者心脏恢复跳动，能自主呼吸就代表心肺复苏成功。判断方法同前（脉搏及呼吸检查）。一般来说，神经系统恢复需要较长的时间，意识很难在心肺复苏当时恢复。如果通过检查发现病人已经散大的瞳孔在缩小，口唇转红，发绀的指甲变为红润，这些都是心肺复苏成功的标志。如果在实施心肺复苏时，患者出现手足活动或对声音有反应，这意味着患者不仅心跳呼吸恢复，更预示着预后良好，患者清醒的可能性很大。

八、心肺复苏的终点

对于任何原因导致的心跳呼吸停止，无论在医院外还是在医院内，如果经积极的心肺复苏——胸外心脏按压、人工通气、电除颤，以及使用抢救药物——超过30分钟，但患者几乎已无恢复的可能，临床医师将宣布终止抢救，病人进入临床死亡。但在猝死现场，由于病人既往"身体健康"、突然发病、年龄不大等因素，家属通常难以接受病人死亡的事实，要求医护人员继续抢救下去。其实在这种情况下，心肺复苏已经失去了意义，病人心跳停止超过30分钟，大脑已不可逆死亡，长时间的胸外心脏按压，其肋骨骨折、血气胸、心脏破裂的副作用更加显著。这种时候，听从医生的建议、停止抢救，是明智的。

九、胸外心脏按压的副作用是什么

胸外心脏按压有一定的风险，可能出现并发症，常见的并发症有以下三种。

（一）肋骨骨折

高龄、患有骨质疏松的患者，更易出现肋骨骨折。施救者手法不到位、暴力按压，会导致患者肋骨骨折。一旦听见骨头断裂的声音，就应该适当降低按压力量。

（二）血气胸

如果患者有肋骨骨折，断端随按压移动，可能刺破胸膜，引起气胸或血气胸。

（三）心肌损伤

胸外心脏按压可能导致病人心脏受损。如果有心脏破裂或心脏压塞等情况，继续做胸外心脏按压，可能会使原来受伤的心脏损伤加重。这种情况需紧急开胸，做胸内的心脏按压并积极处理原发病。

胸外心脏按压及气管插管等有创急救措施，对于挽救生命具有重大意义，但对于终末期（癌症晚期、慢性器官衰竭等）患者，则只是临时的救治措施。一般情况下，如果在医院，医生会讲明病情，最后根据家属的意见进行相应的救治。

第二节　自动除颤器的使用

一、什么是除颤器

谈及猝死，说到心脏按压和人工通气，就不得不提到自动除颤器。自动体外除颤器又名 AED，是一种专门为非医务人员研制的，用于除颤的急救设备。

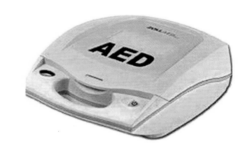

二、为什么自动体外除颤器很重要

猝死的病因中很重要的一个因素就是心室纤颤（室颤），而除颤是治疗室颤最有效的方式。除颤的仪器一般分为医院专业型和公众使用型两种。医院配置的除颤器多为手动除颤器，更复杂一些，多数还带有电复律功能；另一种就是专门为大众设计的智能型的自动体外除颤器（AED），它主要服务于公众——非医学专业人员。在抢救猝死的过程中，如果周围有 AED，应赶快取来以备使用。AED 可以自动识别可除颤心律，如需除颤，仪器会自动放出高能量电流，进行电击除颤，以终止致命性心律失常，即室颤。随着大家公共意识的增强和安全知识的普及，可将人流量巨大的公共场所，如火车站、地铁站、机场、运动场、竞技场等作为急救设备放置点。为了最大限度地提高心肺复苏成功率，急救专家正呼吁大力推广 AED 的安装、培训及使用。

三、体外自动除颤器方便好用

自动体外除颤器就如同傻瓜照相机一样，娇小玲珑、自动识别、简单安全。不用担心出错，它能自动识别心律并判断是否除颤。它的使用非常简单，简单到实施者都可以不识字，只要认识开关键和数字 1、2、3 就可以了。打开电源开关，将两个"片片"按指示给病人贴上，依次按键"1—2—3"，最后再按一下除颤键（闪电样标志）就完成了，具体步骤如下。

（1）开机，用手按下电源标志；

（2）取下两个电极片，按照语音或图示贴在病人胸前；

（3）依次按下：1—2—3；

（4）最后按下除颤键。

特别提示：在除颤前，一定不要让自己的身体与病人接触，也一定要让旁人远离，否则电的能量会传导到你或旁人身上。

第三节　海姆立克急救法

一、急救人所经历过的悲剧

例1：2021年9月的一天，笔者正在急诊值班。分诊台的护士跑来说："一个4个月大的男婴，因为妈妈喂奶给呛死了，真是太可惜了！"原来，妈妈在给孩子喂奶时，孩子出现了呛咳、颜面发红、憋气症状。父母大概知道孩子给呛住了，着急地跺脚哭泣，却无有效的办法解决，只好连忙驾车赶到我们医院急诊科。要知道，气道异物如果不能被及时处理，而父母只想着去求救、去找医生，那完全会错失良机。一连串的无效忙碌会让孩子失去抢救的最佳时机。我们都在感慨：可惜了，这对父母与孩子的缘分结束了！如果父母有医学常识，知道海姆立克急救法，及时将孩子倒过来，让其处于头低脚高位，然后拍拍孩子的背，也许奶就被倒出来了，孩子也就活过来了。可惜，这个世界上没有"如果"。

例2：有一年大年初三，笔者是住院医师，主要负责120出诊，接到一个出诊任务：一个老太太突然倒在了厨房里。在门口接我们的保姆说：老太太一早起来煮汤圆吃，吃着吃着就说不出话来了，用手摸着脖子，示意脖子上卡住东西了，然后很快就倒在了地上。保姆知道老太太可能是被汤圆卡住了，但不知道该怎么办，赶紧拨打120急救电话。当我们赶到厨房时，时间已经过去了十多分钟。当时老太太皮肤发绀、呼吸心跳停止。我立即开通病人气道，进行插管，从气道里夹出那个已被压扁的汤圆。因为窒息时间太久，老太太没能被救过来。

例3：2020年，笔者听父母说，一个住在绵阳的远房长辈，大概80多岁，被一块没有怎么烧软的牛肉给卡住，去世了。当时他的家人都在餐桌上一起吃饭，可谁也不知道该怎么做，慌忙之中，只有赶紧求助120，但当医生赶到时，已无力回天了。如果当时家属能讲清楚病人是异物窒息，120 直接电话指导家属进行海姆立克法，也许结局会有所不同。

二、食物哽噎

几年前，电视报刊上有不少小孩子吃果冻时将果冻吸到气道，导致孩子猝死的报道。小孩子吃瓜果花生被呛到的报道也屡见不鲜。

2022 年 9 月 8 日，福建莆田一个小姑娘因吃毛肚引起窒息，一个鲜活的生命就这样瞬息消失。

三、远水解不了近渴

急救 120 是大家应该熟知的求救电话。它的确能给很多急危重症患者提供帮助。但据统计分析，在一线大城市，120 的反应到达平均时间在 10 分钟以上，更不要说在乡镇或农村。而窒息发生后病人几乎在 1 分钟内就会倒地，5 分钟内就心跳呼吸停止了。所以当发生气道异物导致窒息、猝死时，120 是远水解不了近渴的，现场急救异常重要。对于分分钟就会致死的疾病（如异物哽噎、猝死），打 120 真的有点来不及。学会"海姆立克急救法"才是真正的王道；立即现场实施"海姆立克急救法"才是根本。

四、海姆立克急救法自救或救人

噎到、哽到怎么办？呼叫 120 是来不及的，5 分钟病人就会猝死。其实，你可以救别人，也可以救你自己——用"海姆立克急救法"。

（一）双人施救法

施救者站到患者的后面，从后面抱着患者；将患者肚脐上面两横指（剪刀）处作为按压点；施救者一只手捏成拳头（石头）放在按压点，另一只手展开（布），覆盖在拳头上；然后使劲向后、向上按压患者肚子。如果患者从口里吐出异物，就能自由呼吸了，很快就能恢复正常。

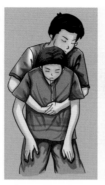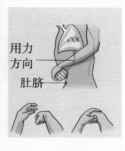

用力
方向

肚脐

将肚脐眼上面两指
作为按压点

（二）单人自救法

赶紧在身旁找到硬的椅子或其他坚硬的物体，自己用两只手，按照上面的剪刀、石头、布的方式向后、向上按压腹部，直到异物吐出。

（三）婴儿施救法

使婴儿倒趴在手上或腿上，头低位，用一只手的掌跟，击打小孩背部正中5下；再翻过来用两手指按压胸骨下方5次，重复操作，直到吐出异物。

重点提醒：保护患儿颈部，一定要用手托住婴儿的颈部。翻身时一定要护住婴儿的头和颈部。

五、哪些情况容易噎着

（1）吃东西时跑跳或说话大笑容易噎着。

（2）孩子吃果冻、瓜子、花生时。

（3）吃汤圆或啃骨头时。

（4）老年人，尤其是脑出血或脑梗死后遗留吞咽障碍的患者吃东西时容易噎着。

六、如何判断是否噎着

场景：某人吃着东西，突然不说话了，手摸脖子，明显憋气，口唇发黑，颜面发绀，倒地……

生活中，当进食或口含异物嬉笑、打闹、啼哭时，容易发生食物、异物卡喉。这种情况尤其多见于儿童，表现为突然呛咳、不能发声、呼吸急促、面部及唇部青紫、双手卡喉样，严重者可迅速出现意识丧失，甚至呼吸、心跳停止。如遇此情况应马上询问患者："你被东西卡住了吗？"如患者点头，应立刻施行"海姆立克急救法"抢救。

七、海姆立克急救法名字的由来及原理

（一）名字由来

美国一位名叫海姆立克的教授于1974年发明了一个急救方法。1975年10月，美国医学会以海姆立克教授的名字命名了这个急救方法，它是一种针对呼吸道异物窒息的快速急救手法，被誉为"救人最多的技术"。

（二）救人原理

通过冲击伤病员腹部及膈肌下软组织，产生向上的压力，压迫两肺下部，从而驱使肺部残留气体形成一股气流，长驱直入气管，将堵塞气管、咽喉部的异物驱除。

第二章　抢救危重病你能先做什么

第一节　脑　卒　中

"隔壁张大爷瘫痪了，起不了床、翻不了身，吃饭靠管子打，好造孽哟！"张太婆给李嬢说。

"哎，一起打牌的黄大哥中风，来不到咯。他住了一个月医院，听说医不好了。现在说话打颤、走路走不伸展，一只脚一拖一拖的，右手筷子都捏不稳了。"棋牌室的老六告诉茶老板。

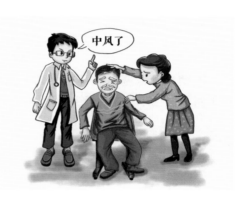

有一位高中语文老师，教书教得非常好，也是一个性情中人，他吃烟喝酒，体型也一直偏胖。45 岁时，单位体检发现他有高血压，医生给他开了降压药。他吃了一段时间，自认为不痛不痒，不吃也没啥问题，嫌每天吃药太麻烦，就把药丢了。一天晚上，他与朋友聚餐饮酒，回家睡觉时就发生了脑出血。家属发现时他已经不省人事了。经过积极抢救，命是救回来了，可无论是用中医还是西医进行康复治疗，再也回不到从前了。因为吐词不清、反应迟钝及左侧肢体不灵活等后遗症，无奈地离开了他心爱的讲台，非常遗憾！

这些人都是脑卒中！脑卒中在我国是导致病人死亡的第一杀手。我国每12 秒就有人发生脑卒中，每21 秒就有一人死于脑卒中。1 分钟就有 3 个人死亡，多可怕呀！脑卒中有高发病率、高致残率、高复发率、高经济负担等特点，对个人和家庭危害极大。

一、什么是脑卒中

脑卒中俗称"脑中风"。脑中风就是脑袋里的血管出问题了，跟家里用的水管出问题一样，要么堵了、要么破了，结果就是远端没水了（脑组织没有血液供应）。

二、中风的类型

（一）脑出血

因脑血管破裂出血所致卒中称为"脑出血"。症状：突然头痛、恶心呕吐、肢体活动障碍、意识不清，严重者昏迷。脑出血患者占中风患者的10%~25%。

（二）脑梗死

因脑血管堵塞所致卒中称为"脑梗死"。症状：一边肢体麻木无力，口角歪斜、说话不清楚，严重者昏迷。其更为多见。

三、如何判断脑卒中

脸不正——两边脸部不对称，一侧眼皮下垂，嘴角歪斜。

看不清——视物不清或失明，部分病人视野范围小。

语不明——说话不清楚或完全失语。

手不平——一只手的肌力明显下降，抓不住东西或感觉麻木。

难平衡——走不稳路，一只脚没劲，走路不太灵便，或是走路时身体往一边倒。

四、脑卒中的原因

（一）动脉粥样硬化

通俗地讲，人的血管就像水管一样，用久了会长水垢。水管一般用10多年。人的血管从出生到死亡，使用时间长达几十年，甚至上百年，哪能完全正常？

年龄、高血压、糖尿病、高血脂、吸烟等多种因素导致动脉血管内壁病变，动脉发生硬化甚至血管狭窄。就像锈附在水管壁上，时间长了，水流就会越来越小。斑块如果脱落，会随着血流堵住远端更小的血管。使脑部供血减少甚至中断，导致脑细胞缺血缺氧而坏死，出现脑梗死。

（二）心房纤颤（房颤）

心房纤颤是心律失常的一种，简称其为"房颤"，多见于老年人。心脏节律紊乱，不规则的跳动，会导致心脏的血流不稳定，很容易形成附壁血栓。一旦血栓脱落，就有可能随着血流进入脑血管，到了某个大小与血栓差不多的地方，就堵住血管了，从而导致某支脑血管堵塞。

（三）高血压

有高血压基础病的人，如果平时不重视也不监测血压情况，未控制好血压，当某一天因激动、劳累或疾病使血管内压力升高到一定程度，就会导致脑血管破裂，出现脑出血。

很多人认为脑卒中是老年病。的确，脑卒中患者多为老年人。但事实上，任何年龄都有可能出现脑卒中，部分年轻人也可能出现脑卒中。青年人发生脑卒中，多数是因为脑血管先天发育畸形，在某种诱因（激动、劳累等）刺激下，发育畸形的血管突然破裂导致脑出血。

五、哪些因素容易导致脑卒中

患有高血压、高血脂、高血糖、心脏病，年龄大于65岁、肥胖、饮食不健康、缺乏运动、吸烟等人群易患脑卒中。

注意：吸烟不仅可以导致慢性支气管炎、肺气肿、肺癌，也会增加脑卒中风险哟。

六、如何预防脑卒中的发生

（1）采用健康的生活方式，低盐低糖低脂饮食。

（2）适当运动，避免肥胖。

（3）戒烟，限酒。

（4）监测并控制好异常的血压、血糖、血脂。

中风后，每年进行颈部血管彩超检查，如果有颈部动脉粥样硬化的情况，应结合血脂检查，在医生的指导下服用他汀类药物（降脂药物，如阿托伐他汀、瑞舒伐他汀等），半年或一年后定期复查，评估治疗效果。

七、出现脑卒中后该怎么办

出现脑卒中后应立即就医！

黄金6小时，错过就没有了。脑梗死所引起的脑卒中，根本原因是脑部某个血管被血凝块等形成的血块堵塞了。对于脑梗死所引起的中风，如果病人在发病6小时内到达医院，可以通过药物溶栓或血管内取栓的方法得到很好的治疗，降低病人的病残率和病死率。

取栓就是通过穿刺设备把栓子取出来。这种手术时间短，对组织损伤小，容易达到治疗的目的，缺点是费用较高。

如果是脑出血引起的中风，如果出血量少可以采用保守治疗；出血量大就采用开颅手术治疗。

八、脑卒中的危害

谁都希望有一个较高的生活质量。这里的"质量"并不只是指物质生活的高低。从医生的角度来说，其基本的要求是：

能走——行动自由；

会说——可与人交流；

能吃——满足身体需求。

一旦发生脑卒中，人就失去了这些能力，余生只能与床相伴、与轮椅为伴，不能动弹、不能言语。

脑卒中一旦发生，急性期会威胁生命安全。很多病人即使救活了，只能长期瘫痪在床，完全无法自由活动，连翻身这么简单的动作都无法独立完成。他们吐词不清或失语，完全无法与人交流，也不能表达自己的想法；吞咽困难，无法吃饭，只能进一点液体食物，需长期安置胃管，通过胃管注入流质食物；长期卧床加上咳嗽排痰能力下降，容易发生肺部感染；长期卧床，屁股得褥疮也很常见。所以治疗中风有这样的宣传语：

延迟救治，瘫卧在床；

抢救及时，幸福一生；

积极预防，科学救治；

挽救生命，造福家庭。

九、脑卒中的预防与救治

（1）控制好血压、血糖、血脂，加强监测；

（2）怀疑脑卒中，立即到医院急诊科就诊；

（3）医院有卒中绿色通道，一般设在急诊科；

（4）脑部CT是诊断鉴别脑卒中的最重要的检查手段；

（5）脑梗死一般由神经内科负责，脑出血一般由神经外科负责。

十、结语

常常听见有老年人感慨："哎，如果瘫在床上，还不如死快点。"从某种意义上来说，人们更希望自己活得有质量一点，而不仅仅是活得长久。大多数人认为：死得比较痛苦的除了癌症，就是中风了。脑卒中在日常生活中很常见。在医院里，尤其是老年科和神经科，中风病人较多。中风不仅给患者本人带来巨大的痛苦，也给家庭带来巨大的经济和精神负担。轻微的脑卒中经积极治疗效果明显，几乎可以不留后遗症，但有复发的风险，梗死性中风需要长期口服药物预防复发（一般使用拜阿司匹林和他汀类药物）。但大面积的脑卒中，几乎都有不同程度的后遗症。脑卒中后遗症严重影响病人的身体健康和生活质量。所以，大家一定要积极预防脑卒中的发生，健康生活，幸福生活。

第二节　心 肌 梗 死

心肌梗死也称"心肌梗死"是猝死的一个重要病因，也是急诊科的危重病。抢救得快，人很快就活了；抢救迟缓或抢救不当，人立马就死了。现在大医院的急诊科，一般会挂一个"胸痛中心"的牌子，是为这类危急心血管疾病病人开辟的绿色通道。这也体现出这家医院有救治心肌梗死的能力。

目前，我国心血管病死亡占居民死亡原因的首位。心血管疾病包括冠心病、脑卒中和外周动脉疾病。近些年，我国心血管病发病人数持续增加。急性心肌梗死死亡风险高，并发症多，早期发现，规范治疗，能有效降低死亡率。

一、什么是心肌梗死

心肌梗死是冠心病的一种严重表现形式。急性心肌梗死的原因是冠状动脉供血不足引起心肌细胞缺血坏死。

常见引起冠状动脉供血不足的原因包括冠脉血栓形成、血管痉挛等。

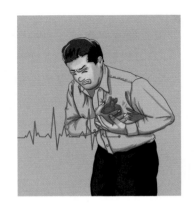

二、病因是什么

高血压、高血脂、糖尿病等慢性疾病引起冠状动脉硬化，斑块形成，导致冠状动脉血管管腔狭窄，当冠脉狭窄超过一定程度就会导致心肌缺血，冠心病由此产生。在冠脉狭窄的基础上，若发生新的血栓或者冠脉痉挛，就会导致病变的冠脉血流明显减少甚至中断，心肌细胞因严重缺血缺氧而坏死，引发心肌梗死，危及生命。

三、哪些人容易得心肌梗死呢

简单地说，就是老年人、肥胖的人，患有三高（高血压、高血脂、高血糖）的人容易得心肌梗死。

（一）老年人

年龄是心血管疾病的主要危险因素之一。随着年龄的增加，血管硬化也会不可避免地发生。

（二）高血压患者

高血压是冠心病的独立危险因素。高血压可引起全身动脉硬化，长期发展可导致心脏、血管、脑和肾脏等器官功能性或器质性改变，它也是我国脑卒中和冠心病发病的最重要的因素。高血压患者较正常血压者，冠心病发病率升高2倍。研究表明，收缩压每升高10 mmHg[①]或者舒张压每升高5 mmHg，9年内患心肌梗死或冠心病猝死的危险分别增加28%或24%。

---

① 1 mmHg≈0.133 kPa。

（三）糖尿病患者

糖尿病患者发生冠心病的风险大大增加。研究显示，在45～74岁糖尿病病人中，患冠心病风险是非糖尿病病人的2.4～5.1倍。约80%的糖尿病病人死于心血管疾病。糖尿病的风险等同于冠心病。

（四）高脂血症患者

血清胆固醇水平与冠心病有明确相关性，胆固醇水平越高，发生冠心病的概率越大。血清甘油三酯升高也是冠心病的独立危险因素。

（五）肥胖的人

肥胖会降低胰岛素的敏感性，增加自由脂肪酸的生成，增加交感神经兴奋，促进血液高凝和动脉硬化。大量基础和临床研究证实，超重、肥胖是导致心血管病发病风险增加的重要因素。

（六）吸烟的人

吸烟会导致动脉粥样硬化，增加猝死、心绞痛、心肌梗死、外周血管疾病及卒中的发病。

（七）有家族病史的人

病人发生冠心病的时间越早，与其亲缘关系越近的亲属患冠心病的危险因素越高。

四、如何判断心肌梗死

有下面症状的要警惕发生心肌梗死。

（1）突然发作的持续而剧烈的胸骨后或者心前区疼痛，常常伴有烦躁不安、出汗、恐惧及濒死感。

（2）部分患者可以表现为上腹痛，常常被误以为是胃穿孔、急性胰腺炎等消化道问题。

（3）还有一少部分病人表现为颈部、下颌、咽部等的麻木及牙痛。

（4）极少数患者甚至无胸痛，以休克、急性心力衰竭为主要表现。

如果你属于冠心病高危患者，一旦出现胸痛或胸闷症状，持续10～20分钟不缓解，或者 24 小时内反复出现胸痛，建议及时到急诊或者心内科门诊就诊。尤其是当胸痛持续 20～30 分钟仍无缓解时，需立即到医院就诊。

五、自救措施

首先要清楚自己是否属于冠心病高危患者：中老年、吸烟、冠心病家族史、高血压、高血脂、糖尿病、肥胖等，有无心肌梗死的典型及不典型症状。如果自评为冠心病高危患者，一旦出现胸痛、胸闷，就可采取以下步骤自救。

（一）休息

首先，安静地休息，减少心肌氧耗，可以坐下或者躺下。若有条件可立即测血压，确定是否存在低血压情况，千万不要紧张焦虑或继续活动。如果家里备有氧气，可以吸氧。

（二）吃药

如果胸痛 1～2 分钟无缓解，可含服硝酸甘油 1 片，0.5 mg。必要时 3～5 分钟重复给药一次，每次 1 片（需注意血压，防止低血压）。

（三）去医院

如果胸痛剧烈、血压低，胸痛持续无缓解、反复发作，须到急诊科就诊，评估是否存在心绞痛或者心肌梗死。可以通过心电图和心肌酶学检查，明确诊断结果。

六、急性心肌梗死的治疗方式

（一）治疗原则

（1）尽快恢复心肌的血液灌注；
（2）保护和维持心脏功能；
（3）挽救濒死的心肌，防止梗死扩大。

（二）治疗方法

1. 溶栓治疗
溶栓治疗快速、简便，在不具备经皮冠状动脉介入治疗（PCI）条件的医院或因各种原因使首次医疗接触时间（FMC）至经皮冠状动脉介入治疗（PCI）时间明显延迟时，对有适应证的急性ST段抬高心肌梗死（STEMI）患者，静脉内溶栓仍是较好的选择。

2. 介入治疗

经皮冠状动脉介入治疗（PCI），是指使用心导管技术疏通狭窄甚至闭塞的冠状动脉管腔，从而改善心肌的血流灌注的治疗方法。应争取急性ST段抬高心肌梗死（STEMI）患者首诊至直接PCI时间不超过90分钟。

3. 冠状动脉搭桥术

当心肌梗死患者出现持续或反复缺血、心源性休克、严重心力衰竭等情况，而冠状动脉解剖特点不适合进行PCI，或患者出现心肌梗死机械并发症，如室间隔穿孔、游离壁破裂、乳头肌断裂，需外科手术修复时，可选择冠状动脉搭桥术，常简称其为"冠脉搭桥"。

七、预防措施

（一）戒烟限酒

彻底戒烟并远离吸烟环境，避免二手烟的危害；严格控制酒精摄入量，原则上需戒酒。

（二）合理膳食

多吃蔬菜、水果。

（三）控制体重

将体重指数BMI控制在18～24，腰围控制在：男性＜90 cm、女性＜85 cm。

BMI的算法：体重（公斤）除以身高（米）的平方。

（四）控制血压

高血压患者需积极控制血压，目标血压为130/80 mmHg（特殊情况除外）。

（五）控制血脂

可以通过合理膳食减少对胆固醇的摄入，以及通过运动或药物来控制血脂。

（六）控制血糖

糖化血红蛋白＜7%。

（七）管理情绪及睡眠

控制不良情绪，劳逸结合、减轻压力，保证足够的睡眠。

总之，急性心肌梗死属于急危重症，死亡风险较高。合理的自救可以有效地降低死亡风险。科学的预防可以有效减少冠心病，避免心肌梗死的发生，让你远离冠心病的困扰。

八、冠心病的介入治疗

冠心病和心肌梗死是大家都不陌生的疾病了。现在大家知道的比较多的除了得了心肌梗死会安支架外，就是新闻上看到的心脏支架大幅度降价。这的确是事实，国家经过统一招标集采等医改政策，的确让药品和耗材降价很多，降低百姓疾病负担，惠及人民群众。

（一）冠心病的治疗

胸闷、胸痛的患者，尤其是患有高血压、糖尿病的中老年患者，一旦经过正规检查，诊断为冠心病，就需要进行相应的治疗。冠心病治疗手段包括：药物治疗、冠脉介入、心脏搭桥。

（二）冠脉造影检查

作冠脉介入治疗首先要进行冠脉造影检查，它是诊断冠心病的金标准。冠脉造影，是一种微创检查，一般通过对手上的桡动脉或髂窝的股动脉进行穿刺，使导管到达心脏冠状动脉口，然后打造影剂，这样就能在显示屏上看到心脏血管有没有堵塞以及堵塞的范围是多大，是否达到安置冠脉支架的标准。

（三）冠脉支架

冠状动脉血管堵塞不是都需要安置冠脉支架的，要看堵塞是否超过70%，如果超过就需要安支架，否则就不用安。

安装冠脉支架，病人不会有异常的感觉，也不会发生排斥反应（器官移植才会有）。

安装支架时，医生会用力扩张支架，使支架紧紧地卡在心脏血管壁上、不移动。人体的组织会把支架盖起来，所以支架也不会脱落。

安置心脏支架后，是可以做核磁共振检查的，也可以乘坐汽车、火车、飞机。

（四）安装支架后的保养

安装支架只是第一步，还要进行长期的"保养"。

1.长期吃药

支架安在细小的心脏血管里，血液中的血细胞如血小板可能会附着在支架上，导致支架内长血栓，又把血管给堵住了。所以，患者需要长期口服抗血小板药物——拜阿司匹林、氯吡格雷或替格瑞洛。那问题来了，这些药物有什么副作用呢？

（1）出血。患者可能出现皮肤出血、鼻出血、牙龈出血，一旦发生这种问题，就要及时到医院看心脏内科医生，做相应的检查，确定是否该减少用量或停药。如果出现吐血或便血，就应该立即停药，到医院住院治疗。待出血停止后，再根据医生建议，恢复使用药物。绝不能一直停药，否则，心脏血管会再次堵塞。

（2）消化道不适症状。患者可能出现胃不舒服，进食差、恶心呕吐等症状。这些症状常出现于既往有胃炎或胃溃疡的病人。这种情况不需要停药，加用保护胃的药物即可（如奥美拉唑、雷贝拉唑等）。

患有冠心病的患者和安置心脏支架的病人，一般要口服调节血脂的药物，以起到稳定斑块的作用。

2.其他生活调理

（1）遵医嘱，坚持服药，定期复查。

（2）合理膳食，适当减重。

（3）谷物为主，少盐少油，限糖禁烟限酒，多吃蔬菜、奶类、大豆，适当吃鱼禽蛋和瘦肉，少吃肥肉、腌制和油炸食品。

（4）每天饮酒要少于50 g。

（5）保持心态平和，心情舒畅。

（6）不要过度紧张，保持乐观、豁达、稳定的情绪。

（7）发展适合自己的兴趣爱好，如钓鱼、养花等。平时多与亲朋好友、病友及医护人员进行交流，对心脑都有好处。

（8）合理运动。病情稳定后，可以适当进行锻炼，如行走、慢跑、游泳、爬楼梯、骑自行车等。所有的运动以你自己不感觉疲劳为合适，累了就歇一歇吧。

（五）冠心病防治法则

遵医服药，定期复查，合理膳食，适量运动，戒烟限重，心态平和。

第三节　主动脉夹层

一提到胸痛，大家都会想可能是心肺出了问题。其实，有一类非心肺疾病引起的胸痛，疼痛更加剧烈、病情更加凶险、医疗费用也更高，那就是主动脉夹层。人的血管从心脏发出，最大的血管就是主动脉。猪的主动脉大家可能都见过，就是火锅中的一道名菜——黄喉。黄喉与"喉"没关系，其实质就是猪的主动脉。主动脉夹层就是血管壁破口，血液流入，分为两层了，一旦血管壁完全破裂，就难以救治了。

【临床实例】一个42岁男性，因胸痛2小时急诊入院，经胸主动脉CTA检查诊断为胸主动脉夹层，收入急诊监护室治疗，等待安排手术。医生查房时，患者情况还好，正坐在床上吃早餐。不到十分钟，突然听见"啊！"的一声，病人倒在床上，呼之不应、颜面苍白。医生立即给予床旁抢救，按压、推药、插管等。但对于这种大血管破裂出血，医生内心是十分清楚的，也很无奈，病人是一点机会都没有的。大血管爆裂，病人在很短的时间内就会发生失血性休克、死亡。这也是医生会对主动脉夹层的患者下病危通知的原因。因为这个病看似不严重，实则非常凶险。

一、主动脉夹层的定义

主动脉夹层是指主动脉内膜局部撕裂，受到强有力的血液冲击后，内膜逐渐剥离、扩展，在主动脉内形成真假两腔，从而导致一些症状，包括撕裂样疼痛等表现。

典型表现：突发剧痛胸背部疼痛，呈持续性，可伴有双侧肢体血压差增大。

二、主动脉夹层的诊断

（一）主动脉CTA

CTA指CT血管造影术，是诊断主动脉夹层的"金标准"，通过对静脉注射对比剂，以全身血管为检查对象，利用CT设备进行血管成像。它是目前临床诊断心脑血管及外周血管疾病常用的无创检查方法。禁忌人群：对碘过敏、严重肝肾功能不全等人群。

（二）胸部CT

有的病人胸痛可能不太明显，医生最初会安排其进行胸部CT检查。如果胸部CT提示主动脉增宽或怀疑夹层可能，结合患者有胸痛、双侧肢体血压差异大等体征，则需要立即安排主动脉CTA检查。

三、主动脉夹层的自救方法

主动脉夹层的自救方法包括休息、放松、止痛、降压，等待救援。

四、主动脉夹层急救处理措施

主动脉夹层急救措施包括卧床、监护、镇痛、控制血压、控制心率、手术。

初步治疗的原则是有效镇痛，控制心率和血压，减轻主动脉剪切力，降低主动脉破裂的风险。

（一）休息

保持卧床休息，持续心电监护：维持心率在60～80次/分钟，5分钟测一次血压，避免血压过高或过低。

（二）镇静镇痛

适当肌注或静脉应用阿片类药物（如吗啡），可降低交感神经兴奋导致的心率和血压的上升，提高控制心率和血压的效果。

（三）降压

因疼痛应急或有高血压基础，患者血压升高，应用β受体阻滞剂（如美托洛尔、艾司洛尔等）是最基础的药物治疗方法，但应保证能维持最低的有效终末器官灌注。对于降压效果不佳者，可在β受体阻滞剂的基础上联用一种或多种降压药物。

目标：控制收缩压至100～120 mmHg、心率60～80次/分。

（四）其他措施

保持安静的环境；通便，避免大便用力等。

五、主动脉夹层的类型

针对骤然出现的剧烈撕裂样疼痛患者，若体征满足以下任意一项，则需高度注意急性主动脉夹层可能：灌注不足（脉搏短缩、双侧收缩压不对称、局灶神经功能缺损）；新发主动脉瓣关闭不全、有杂音；低血压或休克；主动脉增宽；B超提示主动脉内径增宽、内膜撕脱等。

若患者存在主动脉夹层，需要进行危险分层：针对患者是否合并血流动力学改变，如①血压＜90/60 mmHg或收缩压较平时下降40 mmHg；②突发意识改变；③心跳呼吸暂停等，可将患者分为血流动力学不稳定的急性主动脉夹层患者及血流动力学稳定的主动脉夹层患者。

第四节　急性腹痛

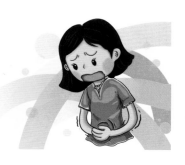

急性腹痛也是临床上常见的急症之一，大多数是由于胃痛、肠痉挛、肠炎、胆囊炎、阑尾炎、胰腺炎等引起的。很多人的轻微腹痛经过休息、排便、口服药物就能得到缓解。但胆囊炎、阑尾炎、胰腺炎、崁顿疝等患者需要住院治疗。

一、急性腹痛的定义

急性腹痛是较短时间内出现、突然发作的腹部疼痛，具有起病急、病情多变和病因复杂的特点。其中属于外科范围并需做外科急诊处理的急性腹痛称为"急腹症"，如急性阑尾炎、绞窄性肠梗阻、胃穿孔等。

二、常见误区

腹痛绝大部分是腹部器官功能性或器质性病变导致的，但腹痛不完全是腹腔脏器的问题。对于上腹痛的患者，医生有时会让病人去做心电图检查。病人会感觉很奇怪，明明是腹痛，为什么检查心脏呢？因为有少部分心肌梗死患者并不是心前区疼痛，而表现为剑突下（上腹正中）疼痛不适。肺炎如果累及胸膜，也会出现上腹痛。另外，常见的带状疱疹也会导致区域内腹痛，在疱疹发出来的前两天，往往诊断不明确。所以，如果持续腹痛，或腹痛反复发作，就须要到医院就医。

三、急性腹痛常见病因

（一）急性炎症

如果病人患有急性胃肠炎、急性胆囊炎、急性胰腺炎及腹膜炎、细菌性肠炎、急性盆腔炎、急性梗阻性化脓性胆管炎、肝脓肿等，通过血常规检查会发现其身体的白细胞、中性粒细胞增多，有的还伴有发热症状。下面介绍几种常见的炎症。

1. 急性胃肠炎

急性胃肠炎一般与不洁饮食有关，以阵发性腹痛、腹泻伴恶心呕吐为主要表现，部分患者有发热症状，大便检查会出现白细胞。轻微的急性胃肠炎可自愈，对症状较重的需要进行抗感染、护胃、补液治疗。避免病人尤其是老年人发生感染性休克或大量腹泻导致低血容量休克。

2. 急性胆囊炎

患急性胆囊炎时，病人右上腹会有持续性疼痛，较剧烈。通过彩超会发现病人胆囊增大、胆囊有积液，多数情况下伴有胆囊结石。急性胆囊炎一旦发作，病人需暂时禁食，至少是低脂饮食，进行抗感染治疗，待急性炎症期缓解后可再进行手术治疗，可采用腹腔镜微创手术切除胆囊。如果保守治疗无效症状加重，就有坏疽穿孔的风险，须进行紧急手术治疗。

3. 急性阑尾炎

急性阑尾炎的症状以腹痛、发热为主。它的典型症状是转移性右下腹疼痛，疼痛部位先在上腹，后转移至右下腹固定部位，其位置在右髂前上棘（髂骨最高点）与肚脐连线的中间三分之一处。通过彩超或CT可以明确诊断。

4. 急性胰腺炎

患急性胰腺炎会出现上腹持续性腹痛腹胀，腹痛较剧烈，腹胀明显，部分病人伴有恶心呕吐，查血可见淀粉酶及脂肪酶明显升高，通过腹部彩超或CT可见胰腺渗出或坏死。轻型胰腺炎患者经内科保守治疗一周左右就可以好转出院。但重症胰腺炎患者就很危险了，须入住ICU，极大可能出现呼吸衰竭、循环衰竭、肾功能衰竭等并发症。少部分爆发性胰腺炎死亡率明显升高，所以一定要格外重视。急性胰腺炎常见的病因为胆道结石、高脂血症（尤其是高甘油三酯）等。如果是胆源性胰腺炎，医生一般会建议患者将胆囊切除，以防复发。血脂高的病人须控制饮食、口服降血脂药物，建议戒酒、健康饮食。

（二）急性胃肠穿孔

因为穿孔，胃肠道的内容物会流入腹腔，引起急性腹膜炎，导致全腹压痛、反跳痛及肌紧张。这类患者腹膜炎体征明显，腹痛、腹胀、压痛明显，甚至出现板状腹。通过腹部彩超或CT确诊后，这类患者需要紧急手术治疗，否则会很快出现休克。

（三）泌尿结石

泌尿结石患者会很痛。我们在急诊科常常看见这类患者因为疼痛弯腰驼背、呻吟不止，用手撑着腰。泌尿结石疼痛部位较明确，多数位于背侧胸骨下肾区。患者单侧疼痛，伴恶心呕吐，腹痛剧烈，不能忍受，往往有尿路结石病史。泌尿结石通过尿常规、腹部彩超可以确诊，治疗方法以止痛、排石、消炎为主。疼痛多半意味着石头在下移，8 mm以下的石头患者是可以自己排出来的；如果结石大于10 mm，可以采用超声波碎石的方法进行治疗，患者需要到医院泌尿科就诊。

（四）急性内出血

急性内出血指腹腔内各脏器急性破裂出血。外伤性出血有伤口，一般很容易判断，不会漏诊或误诊。但要警惕非外伤性内出血，如宫外孕出血（异位妊娠破裂出血）。生育期有性生活的女性，如果出现腹痛，尤其是下腹痛，可能是妇科疾病或宫外孕，通过彩超或全腹CT可以确诊。急性内出血的患者出血量大，一般伴有贫血，所以血常规也必须检查。患者一旦确诊宫外孕，就需要进行紧急妇科手术治疗。

（五）血管病变

血管病变包括腹主动脉夹层、急性肠系膜静脉血栓形成、门静脉血栓形成、肠系膜动脉栓塞等。这类病人属于腹痛中较少的病例。对于一些腹痛明显，但CT又没有发现腹腔脏器质性疾病的患者，必要时需进行腹部血管CTA检查。患者一旦确诊就需要进行专科治疗，部分患者需要介入血管外科手术治疗。

（六）腹部带状疱疹

腹部带状疱疹患者一般会出现表面皮肤疼痛，甚至衣服都不能碰。一般在1~2天后，疼痛部位会长出串珠状水疱疹，皮肤发红。医生一般会给予患者抗病毒药物口服及外用，同时给予止痛药物及复合维生素B等，症状一般两周缓解。少部分病人会有较长时间的神经痛，可给予止痛药物对症治疗，仍无效则可考虑到疼痛科进行神经阻滞治疗。

（七）急性肠梗阻

该类患者一般有腹部手术史，腹痛腹胀明显，伴肛门停止排便排气（不解大便、不放屁），通过腹部立位X片检查，会看见肠管肿胀、肠管内有气液平等情况。有的病人反复发作肠梗阻，如果是不完全肠梗阻，一般通过禁食禁饮、安置胃管进行胃肠减压、灌肠、抗感染等方法，能起到缓解梗阻的作用。但如果是绞窄性肠梗阻、完全性肠梗阻，肠子扭转幅度过大，可能出现肠子缺血坏死的情况，则要紧急开腹进行手术治疗，一旦发现肠子缺血坏死就需要将其切除。若出现肠穿孔，肠液流到腹腔，导致腹膜炎，患者感染性休克，就更加危险了。

（八）其他腹腔疾病

胃肠痉挛一般呈一过性，腹痛不明显，不经治疗就能自行消失。痛经一般为无性生活女性，在月经期间规律出现的下腹疼痛，在结婚或生育后腹痛自然缓解。

（九）腹腔外脏器疾病

1. 胸部疾病
胸部疾病包括肺炎、肺梗死、胸膜炎、心绞痛、心肌梗死、急性心包炎、食管裂孔疝等。

2. 全身性疾病
全身性疾病包括腹型过敏性紫癜、糖尿病、系统性红斑狼疮、尿毒症、荨麻疹、铅中毒、神经症等。

四、腹痛止痛药物

腹痛的原因很多，病因复杂，病情变化迅速。在腹痛病因未明时，需要严密观察病情变化，患者可采取俯卧位以减轻疼痛，疼痛严重时可酌情使用一般解痉止痛剂，如取山莨菪碱注射液 10 mg 进行肌内注射，忌用强镇静剂、镇痛剂（如吗啡、哌替啶等），以免掩盖真实疾病情况，贻误治疗时机，造成严重后果。

五、腹痛患者应何时去医院就诊

腹痛症状反复出现，或腹痛持续不缓解的患者均需及时就诊，由专业医生诊断病情，及时给予治疗。若出现如下任一或多个症状应立即就诊：发热、寒战、腹胀、呕吐、腹泻、黄疸、血尿、腹水、休克、腹部包块，腹痛前有外伤史等。

第五节　吐　　血

一、吐血的定义

电视剧中常出现这样的场景：当剧中人物听到一个令其恼怒的消息时，

血气上涌，一口鲜血喷出，倒地不起；某女主角突然咳嗽，用手中绢帕一捂，悄悄一瞧，满是鲜红。

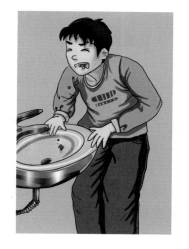

事实上，任何人一旦吐血了，都会非常紧张，一般都会立马到医院救治。但出血到底是从哪里来的呢？患者基本都不知道。从呼吸道来的血称为"咯血"；从消化道来的血称为"呕血"。如果自己有一个初步的判断，到医院时，就知道该挂呼吸科还是消化科了。如果出血量大，建议直接到急诊就诊。可以通过以下症状判断出血原因。

（一）吐血伴随咳嗽、咯痰等呼吸道症状，吐出的血里带泡沫样痰液，那么肺部病变可能性大。

（二）吐血伴随恶心、呕吐、腹痛、腹泻等消化道症状，大便呈黑色或红色，那么急性上消化道出血可能性大。

二、呼吸道来源的吐血（咯血）

（一）肺炎

对于咳嗽、咯痰、发热，偶有胸闷、气紧的患者，如果出现痰中带血或直接咯血，可能是肺炎所致。

（二）肺结核

肺结核患者常常咳嗽、咯痰、发热、食欲缺乏（胃口差），体形消瘦。一般中到低度发热（39摄氏度以下），下午或晚上发热多汗（潮热盗汗），一般抗感染治疗无效。

1. 检查方式

肺结核比较难诊断，需要较多的检查才能确诊。用痰涂片查抗酸杆菌是最简单、最便宜的方式，但很难查到，除非肺部病变已经比较严重了。其他方式：结核菌素实验、结核感染T细胞检测、纤维支气管镜检查等。细胞学检查是确诊肺结核的指针。

2. 治疗方式

由于肺结核属于呼吸道传染病，所以抗结核药物只能在医院感染科或传染病院开药，有的医院呼吸科也可以。

3. 注意点

（1）结核药物目前只有几种，如果随意停药、减量，不规范用药，发生耐药性的概率会很高，所以不能随意停药。

（2）肺结核是呼吸道传染病，病人一定要佩戴口罩，杜绝乱吐痰，避免接触婴幼儿和免疫功能低下者。

（3）肺结核治疗时间长，患者应坚持服药，定期复查。

（4）结核药物最常见的副作用是导致肝功能不全，服药期间一旦出现厌油、恶心、皮肤黄染，一定要到医院就诊，避免肝功能出现问题。一定要听从医生的治疗建议。

（三）肺癌

肺癌患者也常出现咯血症状。一些高危人群，尤其是中老年人、吸烟者更要警惕。对于咯血患者，医生最先安排的检查就是肺部CT，如果发现肺部有团块影，就有肿瘤的可能。如果胸片或胸部CT结果显示肿瘤待排，就需要进行纤维支气管检查、胸部增强CT检查、抽血查肿瘤标记物等明确诊断。值得注意的是：

（1）任何影像学检查都不能百分之百确定肿瘤。

（2）病理检查（取组织）是确诊肿瘤的"金标准"。

（3）手术治疗是优先的选择，不能手术的患者需到肿瘤科治疗。

（4）肺癌分很多种，部分患者需进行免疫组化检查分型后，才能确定化疗方案。

（四）咽炎或支气管炎

由于咳嗽较剧烈、咳嗽时间长，导致患者咽部或支气管黏膜受损，会出现痰中带血的症状，一般血量较少。

（五）口腔内出血

口腔内出血如果发生在夜间，可能是因为鼻子出血倒流至口腔。鼻部炎症、牙龈炎、咽部炎症都可能导致吐血。这些患者都有相关病史，仔细一问，不难鉴别。

三、消化道来源的吐血（呕血）

呕血一般为消化道疾病的急性症状，它表明在消化道内某部位有出血，需要立即就医处置。引起呕血的常见疾病有以下几种。

（一）消化性溃疡

消化性溃疡引起的出血约占上消化道出血的一半，其中十二指肠溃疡几乎占到2/3。患者在发生呕血症状前一般先有长期较规律的上腹部疼痛症状。

（二）门静脉高压引起食管胃底静脉曲张破裂出血

该出血可继发于肝硬化、肝癌、门静脉狭窄或血栓形成和肝静脉阻塞综合征。

（三）急性胃黏膜病变

急性胃黏膜病变包括应激性溃疡及急性糜烂性胃炎。

（四）胃癌及食管癌

胃癌及食管癌患者会出现进行性的吞咽困难、食欲缺乏、消瘦、呕血等症状。

（五）其他消化系统疾病

其他消化系统疾病如贲门撕裂伤、十二指肠憩室、胆管疾病。其中贲门撕裂伤导致的呕血，一般出血量较大，几乎为鲜血。

（六）全身性疾病

全身性疾病包括血液病、心血管病、尿毒症等。当病因未明时，也应考虑一些不常见的疾病，如平滑肌瘤、血管畸形、血友病、原发性血小板减少性紫癜等。

四、大呕血

（一）大呕血的定义

大呕血是指一次性呕血量在800 mL以上或达到循环血容量的20%。正常人的血容量大概相当于体重的7%~8%，当出血量达到循环血容量的20%以上时，患者会出现冷汗、四肢厥冷、心慌、脉搏增快等急性失血症状；若出血量在循环血容量的30%以上，则有神志不清、面色苍白、心率加快、脉搏细弱、血压下降、呼吸急促等急性周围循环衰竭的症状。生活中，我们很难精确地进行呕血量的测算，一般患者出现连续的大口呕血伴有心慌气急等不适症状就可以判断为大呕血，此时应立刻就医或者拨打急救电话120。

（二）呕血自救措施

如果出现吐血症状，患者不要紧张，不要进食，应仔细确认是不是呕血，注意呕出物的性状，估计出血量，出血量小可直接到医院急诊就诊。如果出血量大又有心慌不适等症状时，应立即拨打急救电话120。在急救车到来之前，可以采取一些自救措施，具体如下。

（1）静卧，消除紧张情绪，注意保暖。

（2）取头低脚高位，可在脚部垫枕头，与床面呈30度角，这样有利于下肢血液回流至心脏，保证大脑的血供。

（3）呕血时，头要偏向一侧，以免将呕吐物吸入气管。

（4）呕吐物或粪便要暂时保留，粗略估计其总量，并留取部分标本待就医时化验。

（5）尽量不要移动患者，更不能让患者走动，同时严密观察患者的意识、呼吸、脉搏。

（6）吐血时，不能饮水，可用冷水袋敷上腹。

第三章　急性中毒

第一节　煤气中毒

煤气中毒常与取暖有关，所以冬天是煤气中毒的高发季节。寒冷的冬天，炭火取暖和在密闭的空间淋浴，是导致煤气中毒的主要原因。

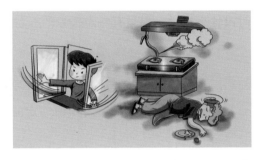

案例1：有一个开发商在小区门口设了一个很小的岗亭，当作保安室。开发商雇了一个老大爷守门。结果这个老大爷上班不到一周就死掉了。原来因为天冷，老大爷就在屋子里用炭火取暖。白天开着门，晚上老大爷关门睡觉。那天晚上下雨，老大爷就把窗户也关了。结果老大爷就因为煤气中毒死了。

案例2：几年前，一个刚毕业的女医学生和另外两个女生合租在一个医院旁的老房子里。一个冬天的晚上，另外两个女生洗完澡回各自房间休息后，这个女生去洗澡。第二天早上，室友发现她倒在了洗澡间，再也没有醒来。最后查明原因是煤气烟道设置不规范导致煤气中毒。一个鲜活的生命就这样消失了。

一、煤气中毒的本质

煤气中毒即一氧化碳中毒，是含碳物质不完全燃烧产生无色、无味、无刺激性的窒息性气体一氧化碳，经呼吸道进入机体后与血红蛋白结合，使血红蛋白携氧能力和作用丧失，从而引起机体不同程度的缺氧。它会造成以中枢神经系统功能损害为主的多器官功能不全，严重情况可致死亡。煤气中毒具有以下特点。

（1）一氧化碳是无色、无味、无刺激性的窒息性气体。

（2）一氧化碳与人体血红蛋白结合，引起缺氧。

（3）对脑功能影响很大。

二、如何判断煤气中毒

如果你在烧炭取暖过程中或是在房间里洗浴时，出现头晕心慌的症状可能就是一氧化碳中毒了。

煤气中毒很可怕。它无色无味，悄悄地进入体内，让人毫无察觉地"中招"，有时连头晕的症状都没有，使人直接晕倒昏迷。如果没有及时发现，就可能造成不可逆的大脑功能损伤或死亡。很多煤气中毒的病人，都说中毒时没什么感觉，只是有一点头晕的症状。

三、怎么预防煤气中毒

（1）选择正规厂家生产的煤气灶，由专业人员连接煤气管。

（2）注意通风，门窗要预留一定的缝隙，经常开窗通风，保持室内空气流通。

（3）在室内使用煤炭取暖时，尽量将煤炭烧尽。

（4）要选好取暖的炉具，取暖用的煤炉要安装烟筒，保持烟筒结构严密和通风良好，防止漏烟、倒烟。

（5）伸出窗外的烟筒应该加装防风帽，其开口处应该低于屋檐。要定期检查炉具，维护和清扫烟筒、风斗，烟筒接口处用胶条封好，防止漏气。

（6）没有装烟筒的煤炉不要放入室内。煤炉、炭火等应远离易燃、易爆、易挥发的有毒物质。

四、煤气中毒的自救方法

如果发生一氧化碳中毒，我们应该怎样自救呢？要迅速脱离中毒环境，转移到空气新鲜、通风良好的地方。趁还清醒的时候，赶快推开门窗呼救，或拨打120寻求专业的帮助。

如果发现别人煤气中毒，最好把他拖离中毒环境或关闭煤气、打开门窗，解开其领口、裤带，使其保持呼吸道通畅；同时，使其身体保持侧卧，防止呕吐物引起窒息，如果是冬季，还要注意为中毒者保暖。然后拨打120，将中毒者送到医院进行下一步救治。

五、煤气中毒的专业化治疗

不管是自己还是别人发生了煤气中毒，只要有症状，如头晕、胸闷、意识障碍等，请一定要到医院就诊。医院一般会对患者做以下治疗。

（一）判断

根据病人的病史和症状判断其是否发生煤气中毒。

（二）监测

通过一种简易设备——碳氧血氧仪，测定病人的指标是否异常。

（三）治疗

煤气中毒最主要的治疗手段是高压氧治疗，治疗的疗程一定要够！一氧化碳中毒会引发一种并发症——迟发性脑病！病人，尤其是昏迷过的病人，不能在做了一两次高压氧后，就觉得自己清醒了，不需要再进行高压氧治疗，甚至认为继续做高压氧就是过度治疗。因为即使是清醒过来的病人，如果高压氧疗程不够，也会发生迟发性脑病，慢慢地出现智力下降的状况，到那时再到医院救治效果就很差了。

（四）药物

根据检查结果医生会对症治疗，开具一些营养神经的药物。

关于一氧化碳中毒的知识你学会了吗？生活中处处有风险，安全很重要，掌握急救本领，学会自救，会让生活更加美好。

第二节　蘑　菇　中　毒

每年的6～9月，我国的大部分地区温度适宜、水量丰富，雨后的山林中，各式各样的蘑菇争先露头，百"蘑"齐放，常被人们采摘食用。但因部分人并无甄别能力，所以引发蘑菇中毒事件。

一、中毒表现

（一）胃肠炎型

蘑菇中毒最常见的症状是胃肠道的不良反应。食用蘑菇后至数小时内，患者将出现恶心、呕吐、腹痛、腹泻、全身无力的症状。这些症状恢复较快，预后良好。通过一两天的对症治疗，症状会慢慢减轻消失。

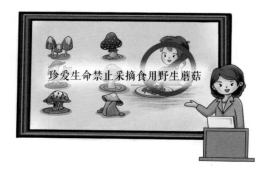

珍爱生命禁止采摘食用野生蘑菇

（二）神经损害型

如果食用者还出现了神经兴奋、幻听、幻视，做一些奇怪的动作，说一些周围并不存在的人和事，仿佛患了精神病一般，甚至多汗、流口水等，就得赶紧送到医院去。

（三）肝肾损害型

患者进食蘑菇后出现呕吐、腹泻，1～2天后皮肤、白眼仁（巩膜）明显变黄，看见油腻的东西想吐，尿液明显变色、减少甚至无尿，那就是肝肾功能出问题了，必须住院治疗。

（四）溶血型

患者因溶血出现血尿、黄疸、腹胀、肝大等症状，严重者可致死亡。

二、蘑菇中毒的急救措施

目前，蘑菇中毒没有特效解毒药，医生只能见招拆招，对症下药。如果进食在6小时以内，可以进行洗胃治疗。一般来说，这仅限于中毒治疗的基本洗胃原则。食用蘑菇中毒不像其他农药或药物中毒，容易引起人们的警惕。在日常生活中，如果出现呕吐腹泻，一般会被当作胃肠炎或胃肠不适，以为吐了拉了就没事了，患者会先等等或是自己吃点胃药处理一下，等1～2天后症状不改善或更严重了才到医院就诊，这时病情可能已经比较严重了。

严重的中毒，必须入住重症监护室、费用高，可能一不小心一台好车没有了、半个房子就没有了。学会鉴别、不乱吃、不中毒，才能保住钱袋子，最重要的是保住生命。肾衰竭的病人要进行血液净化（类似尿毒症透析）、肝衰竭的就要使用人工肝。

三、关于蘑菇中毒的误区

（一）做熟的蘑菇没有毒

人们一般都是吃炒蘑菇或炖蘑菇中毒的，动物可能会因为生吃毒蘑菇中毒。

（二）大蒜杀毒

一些人认为，用大蒜炒蘑菇，如果大蒜不变色就代表蘑菇没有毒；如果变色了就不能吃。这种说法没有任何事实证明和科学依据。目前没有任何实验得出大蒜能辨别毒性的结论。大蒜里的部分成分有解毒作用，也有一部分药物中含有大蒜素，但单单靠大蒜是远远达不到解毒效果的。

（三）颜色鲜艳的蘑菇才有毒

这个说法部分正确，的确是颜色鲜艳，红、绿、黄色的野生蘑菇有毒的概率多一些。但单靠看颜色辨别有毒无毒是远远不够的，还得结合形状、蘑菇的分泌物及气味等一起来判断。如果没有足够的经验，还是不要乱吃吧，能吃的很多，实在想吃野生蘑菇，各大超市一般也卖当季野生蘑菇，虽然稍微贵一点，但跟中毒治疗费比起来，那就不值一提了。

（四）别人吃了没事，我吃肯定也没事

每个人的抵抗力不同，存在个体差异。对于野生蘑菇，有的人吃了没事，有的人吃了就中毒了。甚至同桌共餐，吃同样的东西，有的人没事，有的人中毒了。这也许是因为进食量不同、个体代谢不同吧。

第三节　毒品中毒

大部分中国人对于毒品的认识，最早最著名的应该是历史书上的鸦片战争。林则徐虎门销烟是我国历史上的著名事件。鸦片导致一些中国人精神颓废、意志消沉，社会退步，成为当时中英战争的暴发点，鸦片战争

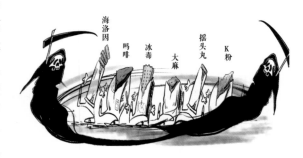

以中国失败、赔款割地告终，中国开始沦为半殖民地半封建社会，同时鸦片战争也揭开了近代中国人民反抗外来侵略的历史新篇章。

几百年来，毒品一直危害社会、破坏家庭、摧残人们的身体，是全人类共同的敌人。我国加强各种手段打击和惩戒毒品犯罪，毒品已得到很大程度的控制。但一些新型毒品的传销更加隐匿。许多人在无意识中，被不法分子带入"毒品圈"。

一、毒品的定义

毒品是指鸦片、海洛因、冰毒、大麻、可卡因、吗啡以及国家规定管制的其他能够使人成瘾的麻醉药品和精神药品。

二、毒品的危害

吸食毒品，家里就是有"金山银山"也会败光，吸食者往往落得负债累累、家破人亡的境地。以贩养吸是瘾君子的惯用伎俩，他们把亲朋好友纷纷拖下水。吸食者产生幻觉时，会自伤自残，甚至杀死骨肉至亲。总之，毒品不仅严重危害人类的健康，败坏社会风气，而且直接导致和诱发各种犯罪，威胁着社会稳定和经济发展，遏制、减少、消灭毒品犯罪，是全世界人民的共同愿望，打击毒品犯罪是司法机关所面临的一项严峻任务。

三、常见毒品

（一）海洛因

海洛因是有强烈成瘾性和巨大危害性的吗啡类衍生毒品，被世界各国列为"头号毒品"。吸食后人体有心跳加速、恶心呕吐、产生幻觉、面红耳赤、呼吸抑制等反应。长期吸食者会无精打采、反应迟钝、皮肤溃烂等。戒断非常困难，而且呈剂量依赖性。

（二）冰毒

吸食冰毒俗称"溜冰"。冰毒的化学名为甲基苯丙胺，是一种具有中枢神经兴奋作用的人工合成化合物，外观为纯白结晶体，毒性剧烈。吸食后，会感受到强烈的兴奋情绪，行为失控，产生攻击或暴力行为；同时，还会导致幻听、幻视和被害妄想症。它是一种成瘾性极强的毒品。成瘾后，如果长时间不吸食，就会严重抑郁、疲惫不堪、萎靡不振等。饮料、调料包、茶叶、糖果、奶茶等都是它的伪装，涉世不深的学生很容易被蒙蔽。"麻古"，是泰语的音译，它是一种加工后的冰毒片剂，其主要成分就是冰毒。

（三）K粉

K粉是臭名昭著的"迷奸粉"主角。将其兑入饮料、酒水中，服下后会让人产生性冲动，常被不法分子用于对女性的性侵。K粉的中文名叫氯胺酮，是苯环己哌啶的衍生物，医用为一种安全的、起效迅速的非巴比妥类静脉麻醉药，常在手术室使用。K粉的外观为结晶性粉末，易溶于水，无臭，是一种很危险的致幻类毒品。吸K粉被瘾君子称为"索K"。2000年前后，我国的KTV、迪吧、歌舞厅流行"索K"。许多无业游民，甚至青少年群体成为吸食毒品的主力军。他们通过鼻吸或兑入饮料饮用的方式摄入K粉。一旦摄入，就像陷入梦境，烦恼消失，强烈扭动，疯狂摇头；又像是被施了魔法，灵魂飞翔，身体恍惚，荒淫无度。

（四）摇头丸

从这个名字就可以知道它是使人产生摇头动作的"药丸"。其本质为苯丙胺类的衍生物，是亚甲二氧甲基苯丙胺的片剂，属于中枢神经兴奋剂。摇头丸形状多样、颜色各异，可印有不同文字。服用摇头丸 30 分钟左右会产生幻觉、感情冲动、性欲亢进、激动不安、出汗、打战、晕眩、恐慌等症状。

（五）可卡因

可卡因俗名"可可精"，是从古柯叶中分离出来的一种最主要的生物碱，属中枢神经兴奋剂，呈白色晶体状，无气味，味略苦而麻，兴奋作用强。

（六）三唑仑

三唑仑又名"海乐神"，淡蓝色，是一种强烈的麻醉药品，口服后可以迅速使人昏迷晕倒，所以又叫迷药、蒙汗药、迷魂药。服用者昏睡后无任何知觉，醒来后出现精神恍惚，头晕目眩。它常被用于性侵作案。

四、吸毒为什么会上瘾

毒瘾发作就像书里所讲、电视所演的那样，各种丑态林立，没有最丑只有更丑。戒毒所里或吸毒的家庭，每天都在上演这样的景象。毒品给予的舒适感消失后，吸食者流泪流涕、恶心呕吐、头晕目眩、坐立不安、狂躁自残，如无数只蚂蚁侵入身体般瘙痒疼痛、万般难受。因此瘾君子会不择手段再次吸毒。

好奇害死猫，总有人高估自己的意志力。曾经有一段"感人"的爱情，丈夫在 KTV 被人下毒，染上毒瘾，多次戒毒无效。其妻子为了陪老公共同戒毒，也主动染毒，试图达到精神鼓励共同戒毒的效果，结局可想而知。吸毒产生的身体和心理依赖，会达到不可想象的地步，如恶魔附体，无法驱逐。有人曾这样比喻：吸毒带来的快感是性高潮的 1000 倍不止。人毕竟不是钢做的，意志力也只在一定的范围内有效。远离才是有效之道。

吸毒会让人产生心理和身体的双重依赖。一方面毒品进入人体后作用于人的脑内与学习记忆有关的神经系统，逐渐产生精神依赖；另一方面，毒品进入人体后，破坏人体的正常平衡，产生在毒品作用下新的平衡状态，形成身体依赖。

五、毒品有什么危害

（一）对社会

毒品导致国民素质下降、国家财产流失、经济衰退，诱发犯罪。

（二）对个人

毒品导致家财耗尽、妻离子散、家破人亡。

吸毒时会产生兴奋、虚幻的感觉，飘飘欲仙，欲罢不能；吸完后精神萎靡、无精打采、抑郁烦闷、运动障碍，无法正常工作和学习。由于注射器消毒不规范、针头共用、性生活糜烂，注射毒品的人常常导致乙肝、艾滋病等的传播。反复扎血管会导致血管破裂、失血性休克、死亡等。毒品售价以克计，随着成瘾性增加，需要量日渐增加，费用不菲，吸食者往往在花光了自家钱财后，为了获得毒品，铤而走险，偷、抢、盗、骗，无所不用其极。由此引发的违法犯罪案件时有发生，严重影响社会稳定和人民生命财产安全。

六、戒毒方法有哪些

（一）居家戒毒

居家戒毒适用于有主动戒毒愿望的人。

（二）强制隔离戒毒

初次吸毒人员，给予治安拘留处罚，对两次以上吸毒被查处或吸毒成瘾者给予强制戒毒两年。

（三）社区戒毒

在社区牵头、监管下，整合家庭、社区、公安等资源，在社区实现戒毒。

（四）自愿戒毒医院

将吸毒者视为患病者，通过系统化、专业性的医疗手段和心理干预治疗方式，达到戒毒的目的。

七、青少年应远离毒品

一些青少年经受不住诱惑，被人下套沾染毒品，甚至走上违法犯罪的道路。近年来新型毒品增多、花样翻新，具有较强的伪装性、迷惑性和时尚性，对青少年危害极大。面对毒品的诱惑，青少年们必须提高防范意识，增强辨别能力，防止遭受毒品的侵袭。不去治安复杂的场所；谨慎交友；不随便接受陌生人的礼物，尤其是烟酒饮料。擦亮眼、管住嘴、挪开身，向贩毒吸毒行为勇敢说不。

第四节　酒精中毒

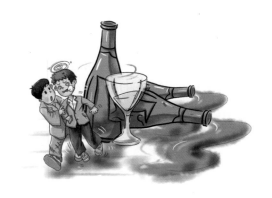

　　古人云："何以解忧，唯有杜康。"中国的酒文化历史悠久，在红白喜事、亲友聚会时，推杯换盏之际，增进了彼此的情感、化解了身体的疲乏、释放了情绪。酒无疑是一个媒介。

　　饮酒过量则会造成严重后果。现在，人们可能都知道喝酒不能开车，酒驾和醉驾是会被拘留的，工作都会受影响。从健康的角度来说，饮酒过量伤胃，出现吐血很麻烦，可能导致窒息死亡。从情感上来说，医生可能最不喜欢的就是半夜送来医院的醉汉，因为一个醉酒的人很可能把急诊科闹得很不消停。

一、酒精中毒的定义

　　酒精中毒也称乙醇中毒，是指短时间摄入大量酒精或含酒精制品后，出现中枢神经系统功能紊乱状态，主要表现为行为和意识异常，严重者可能出现器官功能损害，甚至危及生命。

二、临床上酒精中毒的三个阶段

（一）兴奋期

　　饮酒后，患者情绪饱满、走路略有不稳，开始夸夸其谈。

（二）共济失调期

　　患者情绪高昂、满脸通红、眼睛充血、动作笨拙、步态不稳、语无伦次又喋喋不休。

（三）昏睡期

患者进入昏睡状态，皮肤湿冷，呼吸缓慢，唤不醒。昏睡过程中可能出现呕吐，导致误吸，如未进行及时抢救可能导致患者死亡。

三、对酒精中毒的诊断

可以根据患者的饮酒史，呼出的气体及呕吐物带有明显的酒味，以及醉酒后的表现来判断其是否酒精中毒。

四、酒精中毒导致的后果

"感情深，一口闷；感情浅，舔一舔""今朝有酒今朝醉，明朝有愁明朝忧"……只有醉了，才算到位、才算接待的好、才记忆深刻，这是很多人的想法。劝酒，是一种不文明的习俗，往往导致醉酒者身体受损。

（一）胃部不适

胃部不适是酒精中毒患者最普遍的症状之一。大量饮酒是引起急性胃炎的重要因素，它会导致急性胃黏膜病变。醉酒的人几乎都有各种胃部不适，表现为呕吐、心窝处不舒服或疼痛，醉酒后一两天都吃不下饭，等等。

（二）呕血

过量饮酒会导致剧烈呕吐，剧烈呕吐会导致胃黏膜糜烂出血，严重的可导致胃贲门撕裂引起消化道大出血、失血性休克。患者一口一口地吐出鲜红色血液，很快就会面色苍白、头晕、意识模糊。医生输液、合血、输血，进行急诊胃镜、胃镜下治疗……病人没个三五天是回不了家的。

（三）死亡

酒精中毒可导致死亡，这就是人们常说的"喝死了"。醉酒后闹腾的还好，就怕那种不说话倒头就睡的。如果发现醉酒的失去意识、脸色不对，应赶紧拨打120。大家可能以为人喝醉了睡觉很正常，睡醒了自然就好了。殊不知，有的人睡了就再也醒不来了。一起喝酒的、劝酒的人会面临赔偿，心里也会落下无法弥补的愧疚。

五、酒精中毒患者的主要致死原因

（一）窒息

中度和重度酒精中毒者往往意识不清，这容易导致呕吐物堵塞呼吸道，使其窒息缺氧死亡。这是导致醉酒者死亡最主要的一个原因。

（二）心脏病

酒精中毒可诱发急性心肌梗死及心律失常，甚至导致心源性猝死的发生。

（三）脑出血

酒精可兴奋交感神经，引起血压急剧升高，进而导致患者尤其是高血压患者脑出血。

（四）多器官功能损害

酒精中毒可导致心、肝、肾、脑等重要器官功能损害，增加患者死亡风险。部分患者因昏睡时间长，导致机体肌肉受压，出现横纹肌溶解。

（五）其他原因

酒精中毒可诱发胰腺炎、低血糖昏迷、代谢紊乱等，这些都和患者的生命安全有关。

六、酒精对人体的危害

（一）酒精性肝病

喝酒伤肝，过量饮酒可引起酒精性肝硬化。一旦发展到失代偿期（肝硬化晚期），可引起一系列并发症，如消化道出血、腹水、肝性脑病、肾功能衰竭等。这些疾病不是癌症，胜似癌症。

（二）神经系统损害

长期大量饮酒可导致急性或慢性中枢神经系统并发症。患者表现为意识模糊、记忆障碍、步态不稳、肢体协调性差、肢体麻木、感觉异常、身体疼痛、肌肉痉挛和步态共济失调等症状。

（三）酒精性心肌病

长期大量饮酒是引发继发性扩张型心肌病的主要原因。

（四）酒精戒断综合征

长期饮酒的人突然停止饮酒，可能会出现中枢神经系统兴奋性升高的症状，包括失眠、焦虑、出汗、心悸、震颤、幻觉、谵妄、癫痫等。

（五）心脑血管疾病

长期大量饮酒是引发心脑血管疾病的因素之一，长期饮酒的人发生心脑血管疾病的风险更大。

（六）酒精性胰腺炎

大量饮酒可引发酒精性胰腺炎，腹痛、腹胀为主要表现。患者胰腺渗出，血脂肪酶及血尿淀粉酶升高。重症急性胰腺炎会威胁病人的生命。

七、酒精中毒的治疗方法

轻度酒精中毒患者不需要治疗，居家观察即可，应注意保暖，侧卧，防止误吸呕吐物。

意识不清者需保持侧卧位，防止吸入呕吐物导致窒息，应立即前往急诊科就诊。急诊医生会给患者用一些护胃和醒脑的药物。如果患者出现呕血症状，就需要住院治疗并完善胃镜检查。

八、自救措施

（一）催吐

如果在饮酒过程中或饮酒后出现不适感（饮酒在1小时内），患者可用手指刺激咽部，这是防止酒精中毒的有效措施。如果出现剧烈呕吐，就要警惕贲门撕裂伤。患者一旦出现大量出血的症状，就需要到急诊科治疗。

（二）促进排泄

患者可以适当吃一些含糖较多的食品如蜂蜜等，同时多饮水，让酒精随尿液排出体外。

第五节　药　物　中　毒

药物中毒指用药剂量超过极量而引起的中毒。误服或服药过量以及药物滥用均可引起药物中毒。常见的致中毒药物有西药、中药和农药。

一、如何预防药物中毒

保持心理健康，当心理或睡眠出现问题时，可及时到医院的心身科和中医科等就诊，避免不良情绪导致自服过量药物。对有可能发生意外风险的病人，如有焦虑抑郁倾向、已诊断为抑郁症或阿尔茨海默病的患者，家人要监管好其药品，分次分类放好病人需要服用的药物，避免大量药物放置在病人能取得的地方。注意以下事项。

（二）预防意外

（1）正确放置药品，贴上用药信息。

（2）一定不要用饮料瓶装有毒有害物品，对于毒物一定要做出明显的标识。

（3）不要喝来源不明的饮料，尤其是剩下的。

（4）将老年人长期使用的药物放在固定位置和容器里，避免混淆。

二、药物中毒的急救措施

立即终止药物接触，尽快排出未吸收的药物并清除体内已被吸收的药物。可以给予咽部刺激，通过咽反射促使患者发生呕吐反应，排除毒物；如果是酸碱类物品，可以口服数个鸡蛋清，以避免消化道灼伤导致食道或胃穿孔。如果是气体中毒，应立即脱离有毒环境。具体措施如下。

1. 催吐

口服药物的患者，只要神志清醒就应作催吐处理，这样可将胃内大部分药物排出，减少药物吸收。

（1）探咽催吐：用压舌板、筷子或手指等刺激腭咽弓及咽后壁，使患者呕吐，此方法简便易行、奏效迅速。

（2）药物催吐：常用的催吐药物有吐根糖浆、阿扑吗啡等。阿扑吗啡催吐用于不能口服催吐剂的患者，幼儿、体弱患者及休克、昏迷者等禁用。

下列患者不能催吐：没有呕吐反射能力的患者；昏迷、惊厥的患者；服用阿片剂及抗惊厥类药物等的患者；有严重心脏病、动脉瘤、食管静脉曲张及溃疡病等的患者；孕妇也要慎用。

催吐时患者的体位：当患者发生呕吐时，应采取左侧卧位，头部较低，臀部略高；幼儿则应俯卧，头向上、臀部略抬高，以防止呕吐物吸入气管而发生窒息或引起肺炎。

2. 洗胃

洗胃是排出药物的重要方法，应尽早实施。一般在患者服药后4~6小时内进行。有些药物如镇静剂、麻醉剂等在胃内停留时间较长，因此洗胃时间要根据药物性质而定。及早洗胃、彻底洗出胃内药物，与中毒患者抢救的成功关系很大。

（1）洗胃液的选用：在未查明药物的种类时，采用稀释一倍的生理盐水作为洗胃液，以免清水过量发生水中毒。当毒物的种类明确时，应用相应的解毒剂洗胃。洗胃液温度在25~27℃为宜。

（2）洗胃液的用量：成人300~500毫升/次，小儿每千克体重10~20毫升/次，反复多次洗胃，直到彻底清除全部胃内容物。

有的情况不能洗胃，如酒精中毒、强酸性物品或碱性物品中毒，因为可能出现胃穿孔。如果患者服用的是洁厕剂之类的腐蚀性液体，应立刻口服几个蛋清或喝牛奶，以减轻腐蚀作用。

第四章 意外伤害

第一节 蜂蜇伤

"小蜜蜂，嗡嗡嗡，飞到西来，飞到东……"

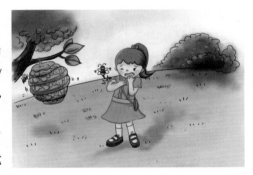

人们常常用蜜蜂来形容一个人的勤劳。有的小朋友会说："我的爸爸/妈妈每天都很忙，就像一只勤劳的小蜜蜂。"蜜蜂在我心中一直很友好，直到有被一只小蜜蜂"亲密接触"了——一根手指被蜇，蜜蜂在我心中就不那么可爱了。当时，我的指头肿得跟包子一样，又红又痒又痛，我的眼泪忍不住地流，妈妈为我涂了膏药，几天后才好。从此，蜜蜂就给我留下了心理阴影，每次见了蜜蜂，我都躲得远远的。直到学医了，我才知道，蜂蜇伤不仅是局部红肿这么简单，还可能导致死亡。

蜜蜂蜇人是以它的生命为代价的。当它感受到危险时，就将刺蜇入"敌人"的身体里。蜜蜂的尾刺带有倒钩，其毒腺和部分内脏会随之被拉出，它的生命就结束了。

一、蜜蜂

蜜蜂每天穿梭在花丛中采蜜，常被称为"辛勤的园丁"，有家养和野生两种。

蜜蜂的蜂毒主要呈酸性，一般毒性不大。一般被蜜蜂蜇了，多数是局部红肿热痛，不会影响人的内脏器官。

马蜂又称为胡蜂、黄蜂。这种蜂个头大，毒性也大。马蜂的蜂毒呈碱性。

马蜂一般群居，人们一旦捅了马蜂窝或冒犯了它们，它们会群起而攻击人身体的暴露部位，头面部、颈部、四肢几乎都会被蜇。这类患者进重症监护室的概率会很大。所以，一般蜂蜇伤的患者来急诊就诊，我们都会问："是蜜蜂还是马蜂蜇的？是被一只蜜蜂还是一群蜜蜂蜇伤的？"接着就会检查蜇眼（被蜜蜂蜇的地方会有明显的痕迹），如果密密麻麻都是蜇眼的话，那后果就可能相当严重了。

二、蜂蜇伤的症状

（一）局部反应

蜜蜂蜇伤的局部反应为蜇伤处皮肤的红肿、疼痛，伴有瘙痒，局部可见毒刺残留，一般症状数天内就可缓解。

（二）过敏反应

不管是酸性毒液还是碱性毒液，它们的成分都是蛋白质，进入人体后，人体都有不同程度的过敏反应。严重的过敏反应可导致过敏性休克，部分被蜇伤者会很快出现喉头水肿的症状，无法呼吸，甚至意识丧失，心跳呼吸停止。这种情况下必须将患者紧急送往就近医院抢救。

（三）器官功能衰竭

蜂毒还会导致人的内脏器官出现问题，最常见的是肝脏和肾脏的损伤，甚至出现急性肾功能衰竭、急性肝功能衰竭。部分患者会出现少尿、无尿、全身水肿的症状，须进行血液透析治疗。这些症状多见于被马蜂群攻击受伤的患者。如果出现多器官功能衰竭（两个及以上内脏的衰竭），患者死亡的风险极大。

三、蜂蜇伤的自救措施

（一）挑刺

认真检查伤口，如果尾刺在伤口内，可以用无菌的针头将毒刺挑出。不可以挤压伤口，避免毒液扩散。如果不确定是被哪种蜜蜂蜇的，可以观察伤口：一般蜜蜂蜇过的伤口很细、很小，有刺；马蜂蜇过的伤口红肿、疼痛，没有刺。

（二）冲洗

对伤处进行针对性清洗，如果是被一般蜜蜂蜇伤，因其毒液为酸性，用碱性的肥皂水冲洗。

（三）捆扎

四肢如果被严重蜇伤，在伤口近心脏一侧的一横掌处，进行环形捆扎，捆扎不宜过紧过细。要注意捆扎部位每15分钟松开1次（1分钟），总时间不超过2小时，也可用冷毛巾湿敷。等扎好后再进行挑刺和冲洗。

提醒：一旦被马蜂蜇伤，蜇眼较多时，千万不要等待，应及时去医院。

四、蜂蜇伤的预防措施

（1）在野外工作或玩耍时，应穿冷色调的衣服，可戴帽子、手套。不要穿颜色鲜亮、暴露身体过多的衣服。

（2）不要在蜂巢附近玩耍。

（3）教育儿童不要追逐蜜蜂，更不要用手或竹竿去捅蜂巢。如与蜂群相遇应尽快躲避，不要主动拍打和驱赶。

（4）在野外郊游或爬山时，避免使用香味浓郁的化妆品，可适当涂抹防止蚊虫叮咬的药物。

五、蜜蜂蜇伤的自救措施

（一）轻度蜇伤的自救措施

如果是一只蜜蜂或少量蜜蜂蜇伤，可按下面的方法自行处理和观察。

（1）仔细观察蜇伤处有无毒刺，如果有，则轻轻挑出来。

（2）如果能分辨出毒液是酸性的，可以使用肥皂冲洗；

（3）如果能分辨出毒液是碱性冲洗，可用食醋、橙汁等酸性溶液清洗湿敷。

（4）无论哪种蜂蜇伤，最有效的治疗方法就是到药店购买激素类搽剂，如地塞米松乳膏、泼尼松乳膏、卤米松乳膏等。将皮肤用碘伏消毒后涂上激素软膏，可以起到立竿见影的效果。

（二）严重蜇伤的自救措施

如果蜇伤后，患者出现严重过敏反应、尿少、酱油色尿、呼吸困难等，应拨打120或者立即送往医院进行救治。这类患者极易出现肾功能衰竭（少尿或无尿），部分严重的患者还会出现多器官功能衰竭，需要入住重症监护室进行抢救。极少数患者虽然经过积极抢救治疗，但是最终能抢救回来。

六、特别提示

在被蜂群攻击时，不要试图逃跑或反击，以免引起蜂群更多的攻击，应就地蹲下，用衣物遮盖裸露部位，耐心等待蜂群停止进攻后再离开。这种时候最好的办法就是做好防护，不能说话也不能动。

如果发现家里附近有马蜂窝，可以请消防人员进行专业清理。非专业人士千万不要轻易去触碰蜂巢。

第二节　蛇　咬　伤

蛇咬伤在生活中并不罕见，尤其在农村和山区。医院急诊观察室经常收治蛇咬伤的病人。

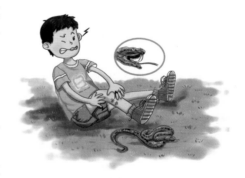

一、不容忽视的蛇咬伤

世界上有很多种毒蛇。蛇的分布具有区域性，在我国广东、广西、云南、福建较多。我国蛇咬伤事件多发生在4～10月，热带和亚热带地区一年四季均可能发生。我国每年被蛇咬伤的人很多，死亡率较高。

二、蛇咬伤紧急处理措施

被蛇咬伤后，要保持平静、不要惊慌。

（一）伤口处理（自救）

（1）在咬伤肿胀部位的上方进行捆扎，每隔15分钟左右松开1次（2分钟）。

（2）冲洗并清洁伤口，可以挤出伤口的血液、有毒牙的要取出毒牙。

（3）减少活动，立即去附近的医院处理。

（二）特效解毒药的应用

抗蛇毒血清是蛇咬伤的特效解毒药！它比较贵，一般的抗蝮蛇蛇毒血清1000多元一支，两支起用，根据患者病情增加用量。抗蛇毒血清是必须用的，越早使用疗效越好，患者恢复越快，预后越佳。要根据毒蛇的种类使用不同类别的蛇毒血清。使用前需要对患者做抗蛇毒血清皮肤过敏实验，反应为阴性才可以使用；如果皮试为阳性，则需要按常规脱敏后使用。脱敏实验方法如下。

（1）取0.1 mL抗蛇毒血清加上1.9 mL生理盐水（稀释约20倍）。

（2）取稀释后的液体0.1 mL，于前臂手心侧皮内注射。

（3）20~30分钟后观察注射部位皮丘大小，小于2 cm，周围无红晕和蜘蛛足，则结果为阴性。

（三）预防破伤风

因为蛇咬伤有皮肤创口，按常规要给予肌注破伤风抗毒素1500 U，若破伤风皮试为阳性，则需注射破伤风免疫球蛋白。

（四）中医药的应用

中医学对蛇咬伤有独特研究，如季德胜蛇药片、上海蛇药片。这些药片对蛇咬伤有一定的疗效。

（五）其他治疗方法

防止患者呼吸衰竭，必要时用呼吸机辅助患者呼吸；纠正低血压，防止患者休克；防止患者急性肾功能衰竭；防止患者肢体肿胀出现骨筋膜室综合征，必要时切开筋膜减压。

三、蛇咬伤的毒性与表现

无毒蛇咬伤局部可有成排细小牙痕，牙周伴或不伴轻微充血，一般无其他中毒症状。毒蛇的毒液器官在头部，有毒腺、导管和毒牙，通过毒牙将毒液注入人体，经淋巴和血液循环扩散，引起局部和全身症状。患者的中毒症状与毒蛇的种类、咬伤程度、毒液量，及中毒时间有关。蛇毒一般分为以下四类。

（一）神经毒

1. 蛇类

主要有金环蛇、银环蛇、眼镜蛇等。

2. 症状

初步症状为局部轻度痒和麻的感觉；患者会很快出现全身中毒表现，如声音嘶哑、吞咽困难、眼睑下垂、走路不稳、牙关紧闭等；严重的患者会出现呼吸肌麻痹、呼吸衰竭，甚至呼吸停止。

（二）血循环毒

1. 蛇类

主要有蝰蛇、原矛头蝮蛇、竹叶青蛇等。

2. 症状

局部症状：肿胀、疼痛、出血、组织坏死。

全身症状：轻者表现为皮下出血、鼻出血、牙龈出血；重者可出现凝血功能异常、伤口流血不止、血尿、消化道出血，甚至脑出血。

（三）细胞毒

1. 蛇类

主要有眼镜蛇。

2. 症状

轻者可出现局部肿胀、皮肤软组织坏死；重者可出现肌肉大面积坏死，可深达肌肉筋膜和骨膜，可致患肢残废，还会引起心肌损害，甚至导致心肌细胞变性和坏死。

（四）混合毒

1. 蛇类

主要有眼镜王蛇、蝮蛇、尖吻蝮蛇等。

2. 症状

患者兼有神经毒、血循环毒、细胞毒中毒的临床表现。

四、蛇咬伤的预防

社区蛇咬伤教育是重要的预防办法之一。不要试图去抓蛇或捡看似已经死亡的蛇；遇到蛇，如果它不主动攻击，千万不要惊扰它，尤其不要振动地面，最好绕道而行；对毒蛇养殖户来说，要加强作业中的个人防护，使用有效的防护工具。

【蛇咬伤案例】2022年9月，我院急诊观察室收治了一位被蛇咬伤的中年男性。该患者是成都郊县的一位农民，他清晨去地里干活，不慎被蛇咬伤。他立即就把蛇打死了。他儿子送他来医院时，没有带"罪犯"到场，就给我们看了下面这张蛇的照片。据说他们同村今年已经有两个人被这种蛇咬伤了。蛇咬伤一般在春夏多见，在降温的初秋，蛇咬伤患者是不多见的。经过给予注射破伤风抗毒素、静脉滴注抗蝮蛇毒血清、口服及外敷季德胜蛇药片等积极治疗，3天后该病人病情好转出院。

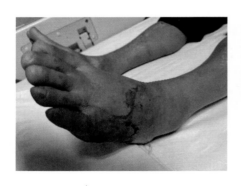
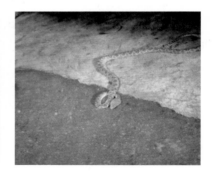

第三节 溺 水

炎热的夏天，水花四溅的游泳运动，老少皆宜，是夏季常见的运动方式之一。但是，游泳潜在的危险性也时时提醒着人们，安全无小事。未成年人溺亡的事件频频发生。如果对溺水者救治不当也会造成死亡，让人非常痛惜。每年夏天，新闻里总会报道学生溺亡的意外事件，发生的地方或在水库、或在池塘、或在河流，甚至在游泳馆内。据不完全统

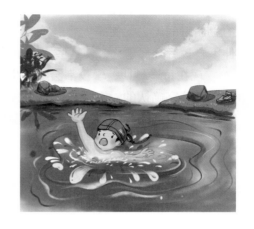

计，我国每年约有5.7万人死于溺水，其中少年儿童溺水死亡人数约占总溺亡人数的56%。

如果你曾到游泳池里游过泳，应该体会过呛水的感觉。如果你学习过游泳，在学习过程中可能也有过快沉入水中的恐慌和无助。不能呼吸的感觉会让人瞬间慌乱和害怕。发生溺水后，水会迅速充满人的呼吸道和肺泡，同时引起喉痉挛、支气管痉挛、声门关闭；水中污泥、杂草堵塞呼吸道，从而导致肺的通气、换气功能障碍，引起窒息。溺水者很快会因为缺氧出现窒息感、濒死感，很快会失去意识、心跳停止。

溺水往往在短时间内发生。缺氧2分钟人就会丧失意识，缺氧5分钟左右大脑就会发生不可逆的神经损害，缺氧10分钟后人存活的概率就很小了。

一、溺水的原因

在江边、海边、湖边、河边、池塘边、水库边、水沟边、建筑积水洼地，甚至一个盛水的桶里都可能发生溺水事故。

在野外水域（非正规游泳池、浴场、海场等）游泳、戏水；在湖边、水库等岸边站立，不慎滑落水中，这些都可能导致溺水事件的发生。其中，野游是中小学生发生溺亡最主要的原因。未成年人不知水域的深浅和溺水的危害，从而导致溺水事件的发生。

二、青少年暑期溺水

青少年溺水的悲剧每年暑期都在各地发生。虽然学校三番五次地教导，但总有学生置若罔闻。溺水往往在短短的数分钟内发生，可导致一条条鲜活的生命瞬间逝去，使家人悲痛欲绝。有时候一个孩子落水，同行的几个孩子伸手施救后全部溺亡，使这些家庭承受难以愈合的悲痛。

现在每逢暑期，学校都会给学生一张防暑期游泳溺水的告知书，这是需要家长签字确认的。在学校的安全教育平台上，每年也会有防溺水视频供家长和小朋友们阅读学习。我们一定要加强青少年溺水知识的宣讲和监督，避免不幸的发生。

三、如何预防溺水事故

为了防止溺水事故的发生，我们必须做到以下几点。

（1）严禁私自下水游泳，加强对青少年的假期监控，青少年游泳必须有大人的陪同，并戴好救生圈。

（2）小孩子学游泳，家长一定要与教练做好交接，避免出现交接空白时段。很多时候是教练和家长没有交接好，出现监控空白，孩子跳入水池后发生意外的。

（3）对于喜欢游泳的孩子，家长可以带其到游泳馆游泳。

（4）不要私自在海边、河边、湖边、江边、水库边、水沟边、池塘边等玩耍和追赶，以防不慎掉入水中。

（5）小孩子必须在家长或熟悉水性的成人的带领下去游泳。如果学校组织外出游泳，下水前后老师都要清点人数，并指定救生员做好安全保护。

（6）严禁青少年私自外出钓鱼。水边的泥土、沙石长期被水浸泡，会变得很松散，有些地方长了一层苔藓，人踩上去容易滑入水中。

（7）在公园划船时，要穿好救生衣，固定好安全带。不要在船上乱跑，或在船舷边洗手、洗脚。尤其是乘坐小船时不要摇晃、蹦跳或剧烈晃动小船，以免小船侧翻。

（8）乘船时，一旦遇到特殊情况，一定要保持镇定，听从船上工作人员的指挥，不能贸然跳水。如果有人溺水，不要贸然下水营救。

（9）遇到大风大雨大雾天气，最好不要坐船，也不要在船上玩耍。

（10）不要独自一人外出野泳，更不要到不知水情或危险的地方去游泳。要选择正规的游泳场所进行游泳锻炼。

（11）要做好下水前的准备工作。先活动活动身体，如果水温太低一定要先在浅水处用水淋洗身体，待身体适应水温后再下水游泳；镶有假牙的人在下水前应将假牙取下，以防呛水时假牙落入食管或气管。

（12）俗话说"打死犟嘴的，淹死会水的"。对自己的水性不要过度自信，下水后不能逞能，不要贸然跳水和潜泳，更不能互相打闹，以免呛水和溺水。不要挑战急流和漩涡，更不要酒后游泳。

（13）在游泳时如果突然觉得身体不舒服，如心慌、头晕、恶心、气短等，要立即上岸休息或呼救，不要急于坚持完成既定游泳目标。

四、溺水后如何自救

（1）不要慌乱，保持冷静。因为水有浮力，人即使不会游泳也可以在水中漂浮，重要的是要放松身体，伸展四肢，力争使口鼻浮出水面，达到呼吸的目的。

（2）水中很费体力，你也不知道什么时候才能获救，所以保持体力很重要。不要在水中胡乱挣扎扑腾，可以顺着水的起伏，脚用力向下蹬，手向下划水，不让身体沉下，当头露出水面时尽量大口呼吸。

（3）当救援人员展开营救时，溺水者一定要冷静。俗话说"抓住救命稻草"，在溺水的时候，抓住一根稻草都是溺水者的本能反应，更何况是手呢？为了保命，溺水者一般都会因惊慌而拼命挣扎、力大无比，如果你和他直接"正面交锋"，被他拉住后，他绝不松手，施救者很容易被拖入水中导致双双溺水毙命。溺水者应该听从指挥，或轻轻地扶住救援人员的肩膀或腰，千万不要使劲抓住救援人员的手和脚。

（4）在四周无人的情况下，溺水者应及时展开自救。首先看好方向，深吸一口气后憋住，用手和脚同时划水（不会游泳的人憋气后也可以短暂漂浮在水面）。当憋的气用完后，不要紧张，待露头时继续之前的动作直至游到岸边。

（5）有浮力的物品，即使是塑料瓶都是溺水者生命救援的重要工具。溺水者将其压在脖子处，可以尽可能多地正常呼吸。新闻里曾报道一个中年女性不幸落水，一块泡沫板让她在水中漂浮了一晚上，第二天早上她被钓鱼的人救了。

（6）在游泳时，若小腿或脚部抽筋，千万不要惊慌，可用力蹬腿或做跳跃动作，或用力按摩、拉扯抽筋部位，同时呼叫同伴来救援。及时上岸休息。

（7）如果附近有人，可以大声呼救。对于完全沉入水中的人，发声呼救很困难。基本靠岸边的人发现。

五、发现有人溺水后如何救人

（1）不会游泳的人，尤其是未成年人，不要贸然下水施救。既往出现过施救者被溺水者拖入水中导致死亡的事件。

（2）如果现场有竹竿、木棒这类东西，可以递给溺水者，并拖拽其上岸；好处是万一拖不动，可以丢掉手中的竹竿或木棒，防止被拽下水。如果周围有木板、水桶、塑料盆、救生圈、塑料袋、书包等可以漂浮的物体，都可以投给溺水者。及时向四周大声呼救，请周围的成年人救助溺水者。

（3）将溺水者救治上岸后，应迅速清除其口腔、鼻腔内的脏物，使其保持呼吸道通畅。然后立即检查其心跳呼吸，一旦出现呼吸心搏骤停的情况，应立即实施心肺复苏。

六、学校与家庭预防溺水事故

（一）中小学生防溺水六不准

（1）不准私自下水游泳；

（2）不准擅自与同学结伴游泳；

（3）不准在无家长或老师带队的情况下游泳；

（4）不准到不熟悉的水域游泳；

（5）不准到无安全设施、无救护人员的水域游泳；

（6）不准不会游泳的学生擅自下水施救。

（二）家长或看护人应该做到以下几点

（1）绝不能将儿童单独留在浴缸、浴盆里，或让儿童待在开放的水源边；

（2）儿童一定要由成人监护，不能将5岁以下的儿童交给未成年人看护；

（3）在儿童乘船、嬉水、学习游泳时，家长应为儿童准备合格的漂浮设备，如救生衣等；

（4）带儿童在设有专职救生员的公共游泳场所游泳，救生员可以提供救援和急救，也可以减少游泳儿童发生溺水的危险行为。

第四节　高　原　反　应

对于很多生活在平原的人来说，高原奇特的地貌、旖旎的景观、独特的环境吸引着人们前往观光旅游。川西高原、青藏高原成了现代人的旅游胜地。但潜在风险——高原反应不可小觑。轻者引发身体不适，重者导致死亡。

随着旅游业的发展，该病的发病人数与日俱增，是高原旅行人群常见的死亡原因之一。有一年，四川省某医院接诊了一例到甘孜州红原县旅游发生严重高原反应的患者，这个年轻小伙因为严重的高原反应在医院治疗期间一直处于昏迷状态，后经较长时间的高压氧治疗病情才有所好转。与他同行的另外一个小伙子直接在红原死了，永远留在了红原。非常令人痛心和遗憾。所以，知道哪些地方会出现高原反应，高原反应有哪些表现，发生高原反应时应该如何应对格外重要。

一、高原反应的定义

海拔较高，地形起伏较小的大片平地，一般海拔在 500 米以上，这样的地区称为高原。从平原到高原游玩或短期需要到高原工作生活的人，因对高原低气压、低氧气浓度的气候适应能力不足，导致其患上以缺氧为突出表现的一组疾病，这种疾病被称为高原反应。每个人对高原的反应是不一样的，与居住地海拔、行进速度、身体素质等有关。所以，高原反应不是只发生在3000 米以上的高原，有的人在低于 3000 米的地方也会出现高原反应。

高原反应可以分为急性高原反应、高原肺水肿、高原脑水肿、慢性高原病（主要指高原性心脏病），下面主要介绍几种与旅行密切相关的急性高原病。

二、高原反应的表现

（一）急性高原反应

急性高原反应患者最常见的表现是头痛，以双侧额部疼痛为主，一般在进入高原地区后数小时内就会出现。部分人群伴随轻微心悸胸闷、恶心呕吐等不适症状。一旦处理不及时就有可能发展为高原肺水肿和高原脑水肿，若症状持续不缓解，则有病情迅速加重的趋势。

（二）高原肺水肿

呼吸困难、无法平卧、咳白色或粉红色泡沫痰等，都是高原肺水肿的表现。

（三）高原脑水肿

高原脑水肿的患者表现为剧烈头痛，伴呕吐、精神恍惚、步态不稳、嗜睡、昏迷等症状，少数患者会出现惊厥。

三、如何识别高原反应

进入高原地区，如果出现轻度头痛，伴恶心、呕吐、乏力、疲倦、眩晕症状中的一种或以上症状，可以判断为轻度的急性高山反应。应该停止爬山游玩等活动，立即休息，吸氧。如果高原反应不能得到有效的控制，上述症状会加重，并进一步发展。若出现脑水肿，患者就会有意识、精神行为的改变及脑病的体征出现，如步态不稳、行走困难、喷射性呕吐、嗜睡、昏迷等。高原肺水肿患者以呼吸困难、口唇和指端发绀、咳白色或粉红色泡沫痰为主要表现。高原脑水肿、肺水肿是严重的高原反应，若得不到及时有效救治，随时会危及患者的生命。

四、预防高原反应

（一）身体评估

在计划去高原前，评估自己近期身体状况是否良好，尤其是呼吸道和心脏的状况。

（二）口服中药

高原反应的症状主要与机体缺氧有关系，而一些中药，如红景天具有抗疲劳、抗缺氧、抗寒冷的功效，故具有一定的预防作用。

（三）自备氧气

如果参团旅游，导游一般会准备氧气及急救药物。如果是自驾游，或路途不经过正规景区，一定要自备氧气袋或氧气钢瓶，以备不时之需。

（四）逐步适应

对于初次到高原的人来说，逐步适应高原缺氧环境很重要。因为高原反应发生的主要原因之一是行进速度过快。可以在途中休息一天，住上一晚再慢慢向上走，一旦到海拔2500米以上的区域，一定要安排足够的休息和适应时间，爬山和做事都尽量慢一点。

初次到高原的人，应避免目标海拔过高或海拔提升过快。

（五）关注身体

一旦发生头痛、心悸、胸闷、心慌、呕吐等症状，不能仅仅根据既往的经验归结为感冒腹泻、路途疲劳或水土不服等。如果在海拔2000米以上的区域出现这些症状，一定要警惕，因为可能正在出现急性高原反应。

（六）自备药物

可以准备呋塞米和地塞米松片剂，一般药店都有销售且费用极低。一旦出现高原反应，且休息及吸氧后仍无法缓解，患者症状有加重趋势时，可以将以上两种片剂各口服1片至2片，然后迅速撤离高原地区，降低海拔高度。

五、急救措施

（1）立即停止活动，避免焦虑情绪，降低耗氧量。

（2）立即休息并吸氧，可以通过鼻导管吸氧，也可以使用面罩吸氧。千万不可以逞强，以免发展为严重高原反应。

（3）如果出现严重的高原反应，如胸闷心悸、呼吸困难、口唇发绀，而又不能及时就医时，可口服呋塞米和地塞米松各1片或2片，以减轻血管通透性和肺水肿，从而缓解高原反应症状。

（4）一旦出现严重的高原反应，尤其是胸闷心悸和呼吸困难等症状，要想到高原肺水肿及脑水肿的可能性，千万不要流连忘返，快速撤离高原地区是从根本上治疗高原病的方法，也是防止高原性肺水肿、脑水肿加重的最好最有力的急救措施。

第五节 中 暑

2022 年夏天，成都遭受持续高温天气。老年人因热射病急诊入院的很多。热射病是什么病呢？简单地说就是重症中暑。有资料显示由中暑（热射病）导致的人员死亡可能超过所有自然灾害导致的人员死亡的总和；在高强度运动中发生猝死的主要原因是热射病而非心血管意外。近年来，随着全球气温变暖，我国中暑的发病率及死亡病例也在逐年增加。

这是我们记忆中
四川的供电第一次用到**"最严峻"**这个词汇
到底有多严峻？
我们知道
四川最近遭遇了大范围长时间极端高温干旱天气
而且是60年一遇的极端的高温

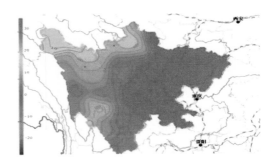

一、中暑的定义

中暑是指在高温、高湿、不透风环境下，或者高强度体力活动时，因体温调节中枢或者汗腺功能障碍，以及水、电解质丢失过多造成的以中枢神经系统和（或）心血管系统功能障碍为主要症状的急性疾病。简单地说，就是老百姓说的"热出来的病"。

除了在气温高的环境下从事体力劳动者易中暑外，老年人也容易中暑。原因：首先，老年人多数节俭，不舍得用空调、风扇等降温；其次，老年人对高温不敏感，自己还不觉得热时可能就已经中暑了；最后，老年人体温调节中枢不灵敏。

二、哪些人容易中暑呢

（1）高温高湿环境下剧烈运动或体力劳动的人。

（2）儿童以及年老体弱者。

（3）肥胖者。

（4）急性疾病患者。

（5）脱水患者。

（6）一些服用降低排汗药物的人，这些药物包括抗胆碱能、抗癫痫药物等。

（7）外部负荷重的人，这些外部负荷包括衣物、设备和防护装备等。

三、中暑的分类

（一）根据病情的严重程度分类

中暑由轻到重可以分为先兆中暑、轻症中暑及重症中暑三种类型。

（二）根据临床表现及发病机制分类

根据临床表现及发病机制可将重症中暑分为热痉挛、热衰竭和热射病。热射病是中暑最严重的阶段，患者死亡风险高。

（三）根据发病原因和易感人群分类

根据发病原因和易感人群可将热射病分为经典型热射病和劳力型热射病。

1. 经典型热射病

经典型热射病主要是由于患者被动暴露于高温、高湿及不透风环境下，引起机体产热与散热失衡而发病，常见于年幼者、孕妇和年老体衰者，或者有慢性基础疾病或免疫功能受损的个体。

2. 劳力型热射病

劳力型热射病是由于高强度体力活动引起机体产热与散热失衡而发病的，常见于夏季剧烈运动的健康青年人，比如官兵、运动员、消防员、建筑工人等。

四、中暑的临床表现

（一）先兆中暑

当身体暴露于高温、高湿环境时，出现大汗、四肢乏力、头晕、口渴、头痛、注意力不集中、眼花、耳鸣、动作不协调等症状，伴或不伴体温升高，即为先兆中暑。若患者脱离高温环境，转移到阴凉的地方，及时通风降温补充冷盐水，短时间就可以恢复。

（二）轻症中暑

当患者先兆中暑症状继续加重，出现发热（体温超过38℃）、皮肤灼热、面色潮红或脱水（如四肢湿冷、面色苍白、血压下降、脉搏增快等）症状，即为轻症中暑。采用和先兆中暑相同的处理方式，数小时内患者可恢复。

（三）重症中暑

1. 热痉挛

热痉挛多见于健康青壮年，表现为在高温环境下进行训练或工作时，出现短暂性、间歇发作的肌肉抽动，一般持续时间约几分钟。患者常常无明显的体温升高。这与在大量出汗的情况下，只补充水、不补充盐，体内大量缺钠或是过度通气有关。

2. 热衰竭

热衰竭多见于老年人、儿童和慢性疾病人群，是以血容量不足为特征的一组临床综合征，患者表现为多汗、疲劳、乏力、眩晕、头痛、判断力下降、恶心和呕吐，血压下降或者尿量减少等。此时患者体温升高，但无明显神经系统损伤表现。

3. 热射病

热射病是中暑最严重的形式，若不及时救治，患者死亡风险很高。热射病的主要临床表现是高热（核心体温>40℃）和中枢神经系统异常，如精神状态改变、抽搐或昏迷，并伴有多器官损害。

五、中暑如何自救

（一）立即脱离热环境

一旦发现有人中暑，应使其迅速脱离高温、高湿环境（参训者立即停止训练），转移至通风阴凉处，有条件的可转移至有空调的房间，建议室温调至16～20℃。

（二）快速测量体温，判断中暑严重程度

快速测量患者体温，并根据病情判断其中暑的严重程度。如果只是先兆

中暑或者轻症中暑，使患者脱离高温环境，转移到阴凉的地方，及时通风降温补充冷盐水，短时间就可以恢复。

（三）识别重症中暑

中暑最严重时（热射病）的临床表现主要是高热，体温>40℃，并伴有中枢神经系统损害。

（四）积极有效降低体温

热射病患者需要积极有效的体温，在积极降温的同时，尽快就近就医。快速、有效、持续降温是治疗热射病的首要措施。降温方法的选择应因地制宜，根据现场条件灵活选择，亦可多种降温方法并用。目前在现场可供选择的降温方法包括（但不限于）以下方式。

1. 蒸发降温

用凉水喷洒或向皮肤喷洒水雾，同时，配合持续扇风可以实现有效降温；若条件有限，可用湿毛巾擦拭全身，或用稀释的酒精擦拭全身，并持续扇风。

2. 冷水浸泡

利用传导降温的原理，用大型容器（如浴桶、水池）将患者颈部以下浸泡在冷水中，这可能是现场最高效的降温方式。若无冷水，可用室温水（26℃）浸泡。应注意确保患者头部不会进入水下，并保护其呼吸道畅通，防止误吸和溺水的风险。冷水浸泡降温的不良反应主要是寒战、躁动等。

3. 冰敷降温

利用传导降温的原理，使患者头戴冰帽或头枕冰枕；或将纱布包裹好的冰袋置于其颈部、腹股沟（注意保护阴囊）、腋下等血管较丰富、散热较快的部位进行降温。应注意每次放置不多于30分钟。冰敷时需注意观察患者局部皮肤色泽变化，以免冻伤。由于这些方法会导致皮肤血管收缩，建议冰敷的同时对皮肤进行适当的按摩。

六、预防中暑措施

（1）平时加强体育锻炼，增强体质。

（2）进行热适应训练。热适应，也称"热习服"，即机体在长期反复的热作用下，可出现一系列的适应性反应。热适应训练是一项行之有效的提高个体耐热能力的措施。热适应训练的环境温度应由低到高，避开极端高热天气；训练强度逐步增加，以不超出生理耐受为限；每日训练1~2次，每次训练时间为1.5~2.0小时（不少于50分钟）；总训练次数不少于6~12次，训练周期为10~14天。

（3）避免长时间在高温、高湿及不透风环境下作业。

（4）在高温环境下充分补水、补盐，防止脱水及失盐。

（5）关注年老体弱者，夏季炎热时应开空调降温；若出现感冒、腹泻等急性疾病应及时就医。

夏季中暑发生率高，重症中暑死亡风险高，科学有效的预防措施能有效降低中暑的发生率及死亡风险。一旦发生中暑，合理有效的自救亦可使患者转危为安。因此，我们一定要学会相关知识，以备不时之需。

第六节　洪水来了

炎热的夏天，长期居住在城市里的人们总是希望周末或假期能在附近找到一个凉爽的地方。开车带着一家老小住上一两晚，到附近的河边玩水，成为夏季郊区一道靓丽的风景。有的地方还被打上"网红打卡消暑地"的标签。殊不知，这些地方往往暗藏杀机。一次清凉的郊游，也可能造成家人阴阳两隔。

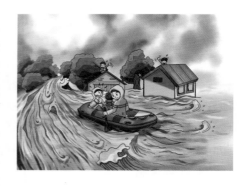

2022年8月13日下午，四川彭州龙漕沟区域突发山洪，一条小小的河沟瞬间被上游冲下来的洪水填满。谁会想到一条不足30米宽、看似平坦的小浅沟会在不足1分钟的时间变成"汪洋大海"。多数游人在当地人的喊叫声中仓皇上岸。一位父亲因洪水突然来临，来不及上岸，在河中一块大石头上紧紧抱着七八岁的儿子，这位父亲在最后时刻发现水位上涨太快，在石头上撑不下去的时候，有想把儿子抛上岸的举动，但是，几十斤的儿子已不是他的臂力所能抛出的。父子二人很快被洪水冲走，最终，父亲获救，儿子死去了。还有一个穿黑衣服的妇女，本来身处对岸，当洪水来临时，她却慢悠悠地收拾物品渡河，后来被洪水阻挡在河中无法行走，几秒后被洪水冲走，生死不明。大家都认为，如果她不捡东西直接过河，也许来得及，可能就避免了惨剧的发生；又也许，她不渡河，顺势就往山上爬也不会被冲走。洪水来临后，她一系列错误的行为导致无法挽回的结局。这次洪水共造成多人死亡和受伤。这个沟本来就是泄洪用的，平时也用铁网拦住了，当地人知道这个沟在上游降雨时会瞬间猛涨，所以都不会去这个河沟里玩耍，对外来的人也有劝阻。奈何游客认为：这么小一个浅沟，下雨时我再跑，肯定是来得及的。但是一切都来得太快，根本就来不及撤离。

一、洪水的定义

洪水是暴雨、风暴潮等引起水位上涨的一种自然灾害，来势凶猛，破坏力大。它会淹没农田、房屋，诱发泥石流，给人民的生命财产安全构成极大威胁，造成极大的经济损失，让受灾者"辛辛苦苦几十年，一下回到解放前"。

洪水的种类有暴雨洪水、融雪洪水、山洪、溃坝洪水等。对于地震地区，要密切关注地震水灾，地震可能引发水坝垮塌、堰塞湖溃坝，洪水下泄，导致水灾。

二、判断山洪来临的信号

山洪发生地往往在山区、河谷、堤坝等处。灾害发生时，人们往往因为地势低、树木阻挡等原因无法观察到山洪的情况。其实，山洪来临前有许多危险信号，但大多数人都不熟悉，尤其是长期生活在城市的人们。所以，我们有必要学习和了解这些能救命的信号。

（一）水变浑浊出现漂浮体

从溪流上游流下的水从清澈变得越来越浑浊，水面漂浮枯树断枝及树叶。这说明上游开始出现强降雨了。

（二）上游出现闷雷声或轰鸣声

这是长期居住在易形成暴雨洪水地区的居民们判断上游发生暴雨的一个生活经验。一旦听见这样的声音，即使声音并不大，那也极可能是前方形成山洪了，应迅速离开溪流附近。

（三）水流快、水位上涨

水流突然加快，水位突然增高，表明上游已经开始有强降雨，你所在的位置可能很快就会出现凶猛的山洪，应及时离开。

三、如何预防山洪

（1）雨季、台风季应尽量避免在溪谷或沿河露营，避免涉水穿越等户外运动。

（2）提前一周关注要到达区域的整个山系、流域的天气预报。

（3）如确实需要涉足深山、河谷、溪流时，应加强对天气预报的了解，因为山区常有天气突变，所以不能只看城市天气预报，要根据卫星云图、降水、风向等专业数据做出判断。

（4）详细了解路线中的各个路段，标注危险路段，做好备选方案，尤其是物资准备和撤离路线，约定好汇合地点。

（5）当进入不熟悉的山区河谷时，应与当地居民进行沟通，听取建议。

四、紧急自救

（一）在溪谷河流处如何自救

如果你在溪谷河流或山体下方，发现溪流水位上涨、流速加快，水变浑浊，出现漂浮体，听见上游传出闷雷声或轰鸣声，说明山洪即将来临，应赶紧撤离。如果山洪已经来了，需迅速判断离自己最近的逃生路线，爬到垂直于水流的山坡上或攀上高的稳固物体（大树或建筑物）。万一你已经无路可逃了，应尽量抓牢身旁的可漂浮物，如木板、轮胎、塑料板、树干等。注意，千万别和山洪赛跑，应该向两侧的高地跑。

（二）在城市道路上如何自救

夏季是暴雨高发季节，由于许多城市排水设施不够完善，时常会因暴雨导致城市内发生洪涝灾害，造成财产损失和人员伤亡。如今天气预报已经非常精准，一旦有暴雨预警，要尽量减少外出。如果已经身处暴雨之中，路面开始大量积水，不要贸然在雨中行走，因为在暴雨的冲击下，很多下水道已塞满，许多下水道的盖子在上下水的冲击下，已经移位。如果在看不见的路面行走，很容易掉进缺少井盖的下水道中，导致死亡。发现高压线铁塔倾倒，电线低垂或断开时，要尽量远离，避免触电。如果被水围困，切勿盲目下水，以免滑倒被冲走，要迅速向高处转移并及时呼救，等待救援。

（三）驾车出行时如何自救

当驾车经过低洼积水地段时，一定要查看周围标识或询问路人，切不可盲目开入水中，被水淹没的地段有可能使轮胎打滑，使车翻入水中，导致人员伤亡。如果一直有车通行，可挂低挡，加大油门，匀速通过，千万不可放松油门。如果在深水区域，要立刻打开车门，离开车辆。如果无法打开车门，一定要及时摇下车窗，解开安全带，立即逃生。如果车体被完全淹没，或车窗因断电无法降下，就要利用身边的防盗锁、破窗锤等砸破车窗，及时逃出。平时在车内应放置破窗锤等，可将工具放在副驾驶位置前放置物品处，以备紧急使用。

五、注意事项

如果遇上洪水，应迅速准备好食物、医药、御寒衣服等，立即往高处转移。如果不慎落水，一定要保持镇定，不要胡乱挣扎，那样会使身体很快下沉。保持镇定，放松身体，人会自然浮起来，尽可能抓住固定物体或能漂浮的东西，等待救援。船只、木排、门板、床板等可以作为临时救援设施。屋顶、楼房高层、大树、高墙等可以作为临时避难场所。应远离危险处，预防触电。

千万不要高估自己的水性，洪水与游泳池的水是不一样的，在洪水的冲击下，人无法掌控自己的游动方向，甚至在洪水的冲击下，人会很快被打晕。即使没有被拍晕，在激流中游泳，也比平时游泳消耗的体力多很多。洪水中的沙粒或漂浮物体，也会对人体造成伤害。

第五章 大众科普常识

第一节 你会正确地拨打急救电话吗

拨打120？那还不简单，手机拿出来，按就行了。

"120"是我国提供医疗急救的平台的通用电话，它需要拨打者提供病人地址、症状信息，以利于平台根据距离和患者病情安排医院的救护车到达现场，实施救治。

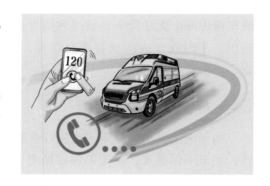

一、需要提供的信息

首先详细描述地址，包括门牌号，如果是不熟悉的地方，可提供周边醒目的建筑标识。平台才好就近安排医院，也有利于救护车尽快到达事发地。

其次，要把患者的主要情况告诉调度员。如果是一个即将生产的孕妇，医院会派妇产科医生到场；如果是一个婴幼儿，医院会派儿科医生出诊……他们是有不同的专业分工的。

二、现场的人该做什么

（1）保持电话通畅，以免救护人员联系不上你们。

（2）在确保环境安全的情况下，不要轻易移动患者。

（3）如果患者发生异物窒息、心跳呼吸骤停等危急情况，可以电话询问120接线员并根据其指导采取现场救治。

（4）现场若有足够的人，最好能安排一些人到小区门口接应救护车，给司机指路。

（5）抓紧时间准备去医院必须携带的物品，如身份证、现金、医保卡、既往病历资料等。患者一般都需要住院，可携带简易的生活物资。

三、费用问题

拨打120电话是免费的，但救护车出诊和医护救护是需要付费的。出诊费用各地不同。例如，成都出诊费是几十元；车费根据里程计算，跟出租车费用差不多；现场用药或抢救就根据当时情况，按既定的物价标准收费。总的来说，费用不高。

很多医院120救护车只接病人到医院，不负责送病人回家。私家救护车与医院没有关系。家属若自行联系私家救护车从医院接病人回家，费用由家属与车主协商，与医院无关，费用可能会比120救护车贵一些。

第二节　艾　滋　病

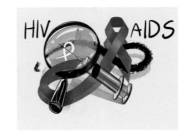

作为急诊人，我所见过的艾滋病人，小的仅十九岁，年长的有七八十岁，有在下水道救同伴的英雄，有在家务农的太婆，有感冒到院就医的老师……所有人一旦得知自己患了艾滋病，无不神色巨变、惊恐不已。希望每一个人都了解艾滋病，远离艾滋病。毕竟目前没有药物能完全治好它。

自1981年美国报道首例艾滋病病例以来，全球已有许多国家和地区报告HIV感染者或艾滋病患者。如果不加以有效控制，感染人数将持续增加，艾滋病的预防和治疗已经成为全社会共同的责任。

一、什么是艾滋病

它有一个很长的医学名字：获得性免疫缺陷综合征，英文缩写为AIDS，中文翻译为"艾滋病"。

二、艾滋病的传染方式

艾滋病毒主要存在于患者的血液、精液、阴道分泌物中，所以它的传播途径与血液、性有关。

（一）经性生活传播

有的人私生活混乱、不正确使用安全套，不幸感染艾滋病。性生活是目前传染艾滋病最多的途径。

（二）经血液传播

共用注射器、非法买卖血液，输血献血不到正规医院，都可能导致感染艾滋病。

（三）经母婴传播

患有艾滋病的母亲生下的孩子极有可能被传染艾滋病。在有效的药物控制下，艾滋病患者也可以生下健康的宝宝。

三、防艾不恐艾

预防艾滋病首先得洁身自好，避免多个性生活伴侣，拒绝同性恋及肛交等导致艾滋病传播的行为；到正规单位献血输血；艾滋病人怀孕时，要到医院接受正规的指导用药，避免将艾滋病传染给宝宝。

（一）现状

患者人数增多、低龄化，青年学生患病率上升，死亡率增加。

（二）重点提示

（1）艾滋病是性病的一种，对人体伤害极强，堪称性病中的"王者"。

（2）目前世界上没有药能治愈它，只能部分控制！

（3）日常活动如握手、拥抱、打喷嚏、共用餐具、一起游泳等，不会传播艾滋病。

（4）接触患者皮肤黏膜破口、体液、血液易感染。戴安全套是可以避免性生活时不被感染艾滋病的有效方法。

（5）艾滋病属于个人隐私，医院对所有住院患者都会查感染性疾病，就包括艾滋病。一旦阳性，医生也只会跟病人讲，绝对不会告诉其家人，哪怕是其配偶。虽然是隐私，希望感染者从道德的角度出发，提醒与自己有性生活接触的人去医院检查，做到早发现早治疗，也应避免进一步传染其他人。

四、感染发病

艾滋病是一种病毒感染引发的疾病，主要侵犯辅助性T淋巴细胞（CD4细胞），造成人体细胞免疫功能受损，削弱人的免疫力。从感染到发病时间长短不一，一般为2到10年。

（一）急性感染期

这一时期患者的症状类似感冒症状，发热、咽痛、呕吐、腹泻、盗汗、皮疹等。

（二）无症状感染期

这一时期患者无症状、无感觉。

（三）淋巴结肿大期

这一时期患者的腹股沟、腋窝等处的淋巴结肿大，直径1 cm以上，质柔韧、无压痛，可伴随疲乏、发热、全身不适等症状。

（四）艾滋病期

这一时期患者出现典型的免疫缺陷症状，发热、乏力，全身淋巴结肿大、肝脾肿大，肺部出现各种机会性感染，症状持续，一般抗感染治疗无效。可继发肿瘤等疾病。

五、诊断

（1）询问接触史。询问患者的接触史，如不安全性生活史（卖淫、嫖娼、同性恋等）、静脉注射毒品、非法输血、职业暴露、艾滋病患者所生子女。

（2）HIV监测。目前，在医院输血和手术前必查的感染性指标中就包括HIV检测，有的医院还会对住院患者进行HIV检测。一旦HIV检测结果可疑，医生就会悄悄地询问患者是否有感染HIV可能的历史。如果病人愿意进行确诊检验，就会再次送其血样进行检测。一旦确诊HIV感染，医院会根据传染病防治法将报告上报国家传染病数据库。

艾滋病的确让人的身体承受巨大的痛苦，给患者造成的心理压力明显大于其他疾病。家庭成员一旦知道后可能会责备和害怕接触患者，周围人知道后会恐慌和嫌弃患者。对艾滋病要有科学的认识，生活中要洁身自好，避免感染，一旦确诊要积极治疗。

六、艾滋病治疗及预防

（一）治疗艾滋病

迄今为止，无彻底清除HIV的药物，因此，对HIV的治疗强调综合治疗，包括一般治疗、抗病毒治疗、恢复或改善免疫功能的治疗，及机会性感染或恶性肿瘤的治疗。

我国对艾滋病患者实施"四免一关怀"政策，艾滋病患者可以免费用药，当地疾控中心或传染病医院根据患者病情向其提供药物或住院治疗。

（二）预防艾滋病

（1）避免通过性接触感染艾滋病毒，洁身自好。国家打击卖淫嫖娼等违法行为。

（2）防止通过注射途径感染艾滋病毒，严禁吸毒，不共用注射器及针灸器具。

（3）加强血制品管理，严禁非法采血、卖血，由国家血站统一采血、检测、供应。

（4）阻断母婴传播。女性HIV感染者应尽量避免妊娠，不能母乳喂养。

（5）加强消毒隔离措施，对被体液和血液污染的物品进行严格消毒。

（6）避免职业暴露。当职业暴露（医生护士等）时，立即上报医院院感科并使用阻断药物。

（7）加强宣传教育，加强对艾滋病的防控政策宣讲，教育大众。

（8）加强对艾滋病人的监测和监控，杜绝卖淫嫖娼等行为。

第三节　你知道什么是带状疱疹吗

小时候我听大人说："得了'蛇缠腰'的人，如果被缠满一圈就会死"。蛇缠在腰间？我感觉心里很害怕，希望自己可千万别得这种病。学医了我才知道，这种病并不严重，预后一般都很好。它就是一种病毒（带状疱疹）感染，主要的后遗症就是神经痛。

全球普通人群带状疱疹的发病率为0.3%～0.5%。随着年龄的增长，以及免疫功能逐渐降低，带状疱疹的发病率、住院率和病死率均逐渐升高。血液系统肿瘤患者带状疱疹发病率高达3%，HIV感染者的发病率也高达3%～5%。

一、带状疱疹的由来

带状疱疹，即带状疱疹病毒感染，常先发于腰部。患者先出现局部疼痛，很快在疼痛部位长出集簇性的疱疹。病毒侵袭皮肤和神经后，会沿肋骨生长，看着就像一根粗带子缠在腰间，故被百姓称为"蛇缠腰"，又名"生蛇""蛇丹""缠腰火龙"等。

二、带状疱疹的特点

（1）是水痘-带状疱疹病毒引起的常见皮肤病。

（2）除皮肤损害外，常伴有神经性疼痛。

（3）常出现在年龄较大、免疫力低下的人群中，如恶性肿瘤患者等。

（4）好发部位：胸背部、腰部及颜面部位。皮损沿某一神经区域呈带状排列，多发生在身体的一侧，一般不超过正中线。

（5）病程一般为2～3周，老年人为3～4周。

（6）因疼痛剧烈，会严重影响患者的生活质量。

三、临床表现

（一）全身症状

出疹前，患者可出现乏力、低热、食欲下降等症状，患处皮肤有灼热感或疼痛感，触之有明显的疼痛。患者也可能没有症状。

（二）主要表现

1. 疱疹

皮肤潮红，随后出现黄豆大小丘疹，它们呈簇状分布但不融合，继而迅速变为水疱，疱壁发亮，疱液澄清，外周可有红晕。水疱干涸、结痂脱落后，皮肤上留有暂时性淡红斑或有色素沉着。

2. 神经痛

神经痛与疱疹出现的时间先后不一。有的患者是先出现疼痛，有的是疱疹出来后再出现疼痛，疼痛可分为钝痛或跳痛，常伴有烧灼感，多为阵发性疼痛，也可为持续性疼痛。

四、临床诊断

医生依据典型临床表现即可诊断带状疱疹，即相应神经区域呈簇状分布的疱疹、神经痛。也可通过收集水疱液，用PCR检测法予以确诊。

五、易患人群

（1）老年人。

（2）免疫力低下的人群，如恶性肿瘤、艾滋病患者，以及长期服用糖皮质激素或免疫抑制剂的患者。

（3）严重外伤患者。

（4）系统性疾病患者，如糖尿病、肾脏病患者。

（5）精神压力大、劳累的人。

六、治疗方法

带状疱疹的治疗科室是皮肤科。治疗的目的是缓解患者的疼痛，缩短皮肤损害时间，防止皮肤损害范围扩大，预防并发症。

（一）抗病毒治疗

临床上治疗带状疱疹的常用药物为阿昔洛韦、盐酸伐昔洛韦、泛昔洛韦等。

（二）激素治疗

急性带状疱疹患者早期可以使用糖皮质激素。该激素能缩短疼痛及皮肤损害的持续时间。推荐口服泼尼松的初始剂量为每天30 mg～40 mg，逐渐减量，疗程为1～2周。

（三）镇痛治疗

当带状疱疹引起疼痛比较剧烈时，需要为病人进行止痛治疗。

如果病程到了3～4周时，皮疹完全好了，但仍有剧烈的神经痛，且口服药物效果不佳，可到大医院的疼痛科进行治疗。神经阻滞是一种很好的治疗带状疱疹后遗症的止痛疗法。

七、注意事项

（1）患者应对带状疱疹有所了解，遵从治疗原则，减少并发症。

（2）患者的疱液或糜烂面含有病毒，应避免传染给家里的儿童和老年人。

（3）患带状疱疹后需尽早就医治疗，保持皮损清洁，避免继发细菌感染。

（4）适当休息，保证身体摄入足够的营养。

（5）营养神经的药物对带状疱疹患者有一定的帮助，如甲钴胺、维生素B1、维生素B12等。

八、带状疱疹的特殊类型

（一）眼睑带状疱疹

该病常见于老年人，症状表现为单侧眼睑肿胀、结膜充血，剧烈疼痛，可伴有头疼。

（二）耳带状疱疹

该病是病毒侵犯患者面神经、听神经所致，表现为耳道疱疹及疼痛，亦可出现面瘫。

（三）顿挫型带状疱疹

患者仅出现红斑、皮疹，而无水泡。

（四）无疹性带状疱疹

患者仅有相应区域疼痛而无皮疹。

（五）病毒性脑炎或脑膜炎

当病毒侵犯患者中枢神经系统脑实质或脑膜时可出现该病。

（六）播散性带状疱疹

免疫低下患者（如恶性肿瘤患者或年老体弱者）易出现。病毒经血液播散可导致广泛性水痘样疹并侵犯肺和脑等器官，可致患者死亡。

其实"蛇缠腰"并没有人们所想的那么吓人，只要能正确认识并及时就医，则预后良好。对于少部分神经痛异常严重的患者，"忍"并不是一个好办法，到皮肤科或疼痛科治疗会取得很好的疗效。总之，要科学认识，不迷信、不忌医。

第四节　吃坏肚子怎么办

我们通常所说的吃坏肚子了，实际上是食物中毒。食物中毒的发生严重危害人民群众的健康，影响人民群众的正常生活和工作，甚至有可能危及社会的稳定。

一、什么是食物中毒

食物中毒是指患者所进食物被细菌或细菌毒素污染，因食物含有毒素而引起的急性中毒性疾病。它是食源性疾病的一种，可分为两大类：一类为细菌性（感染性）食物中毒，另一类为非细菌性（中毒性）食物中毒。

（一）细菌性（感染性）食物中毒

细菌性食物中毒是指患者因摄入被细菌或其毒素污染的食物（或水）所引起的急性中毒性疾病。

（二）非细菌性（中毒性）食物中毒

非细菌性食物中毒是指患者因摄入化学性有毒有害物质或非微生物毒素所引起的急性中毒。

二、食物中毒有哪些表现

食物中毒的主要临床表现为恶心、呕吐、腹痛、腹泻及水样便，伴发热等。

（一）非细菌性食物中毒的常见致病因素

1. 毒菌

有毒蘑菇（如鹅膏毒素）等。

2. 植物

鲜黄花菜、霉变甘蔗，辣椒中的辣椒素等。

3. 动物

鱼类及贝类的毒素，如河豚毒等。

4. 化学品

鹤顶红、氰化物、三氧化二砷（砒霜）等。

（二）细菌性食物中毒常见病原体

1. 金黄色葡萄球菌

金黄色葡萄球菌也称"金葡菌"，是全球食源性感染暴发的最常见致病菌之一。患者是由于进食被金葡菌及其所产生的肠毒素所污染的食物而引起的中毒。

引起金葡菌性食物中毒的常见食品有淀粉类（如剩饭）、牛乳及乳制品、鱼肉、蛋类等。当被污染的食物在室温搁置 5 小时以上时，病菌会大量繁殖并产生肠毒素。此毒素耐热力很强，即便细菌经加热被杀死，对热稳定的毒素也不会被破坏。

金黄色葡萄球菌食物中毒发病很快，患者一般会在食用受污染的食物后 1～6 小时发病。野餐后暴发的食物中毒是金黄色葡萄球菌食物中毒的典型例子。病毒产生的肠毒素刺激迷走神经以及大脑呕吐中枢，也会刺激肠蠕动。金葡菌中毒的特征性表现是恶心、呕吐，但也可能出现腹泻和腹部绞痛、低血压、脱水，发病迅速，无发热。

2. 大肠杆菌

大肠杆菌性食物中毒是由于患者进食被大肠埃希菌和它所产生的肠毒素所污染的食物而引起的。其中最具代表性的是大肠埃希菌 O157：H7，它是肠出血性大肠埃希菌（EHEC）家族中的一员。美国在 1982 年、1984 年、1993

年曾三次发生 O157：H7 的爆发性流行；日本曾在 1996 年爆发过一次波及 9000 多人的 O157：H7 大流行。

大肠埃希菌 O157：H7 感染后的主要症状是出血性腹泻，严重者可伴发溶血尿毒综合征（HUS），具体表现为患者出现微血管溶血、血小板减少及急性肾功能衰竭，可危及生命。

治疗：大肠埃希菌 O157：H7 所致出血性肠炎是一种自限性疾病，抗菌药物的使用并不能够缩短病程或缩短住院时间，反而因细菌被杀死后内毒素大量释放，诱发溶血尿毒综合征，因此应慎用抗菌药物。

3. 副溶血性弧菌

副溶血性弧菌中毒是由于患者食用了被副溶血性弧菌污染的食品后出现的急性、亚急性疾病。副溶血性弧菌是一种革兰阴性杆菌，也是一种兼性厌氧菌，有溶血活性和肠毒素。它是一种海洋细菌，存活能力强，在抹布和砧板上能生存 1 个月以上，在海水中可存活 47 天。它对酸敏感，在普通食醋中 5 分钟即可被杀死，对热的抵抗力也较弱。

引发副溶血性弧菌中毒的食品主要是海产品（如墨鱼、海鱼、海虾、海蟹、海蜇等），其次为禽肉、禽蛋类食品。约有半数中毒者是在食用了腌制品后中毒的。

中毒原因主要是烹调时未烧熟煮透食品或熟制品被污染。该菌是嗜盐性细菌，潜伏期短（数小时至数天）。

临床上以恶心、呕吐、腹痛、腹泻、水样便、畏寒及发热等为主要症状，约 2%～16% 的病人呈典型的血水或洗肉水样便，部分病人的粪便可为脓血样或黏液血样，但很少有里急后重的感觉。起病急骤，多在夏秋季发生于沿海地区，常造成集体发病。

由于海鲜空运，内地城市的病例也逐渐增多。白细胞计数总数多在 10 000 mm³ 以上，中性粒细胞偏高。粪便镜检可见白细胞或脓细胞，常伴有红细胞，易被误诊为菌痢。粪便培养可检出副溶血性弧菌。

抗菌药物：轻症者可不用抗菌药物，较重者可口服 SMZco、环丝氨酸或诺氟沙星等氟喹诺酮类。

4. 变形杆菌

变形杆菌食物中毒是由于摄入大量变形杆菌污染的食物所致，属条件致病菌引起的食物中毒。变形杆菌是一种革兰阴性杆菌，可分为普通变形杆菌与奇异变形杆菌，在自然界中分布广泛，在食品中的污染率为 3.8%～

100%。以熟肉、水产品等动物性食品的污染率较高，凉拌菜、剩饭等也易被污染。

变形杆菌污染食物后大量生长繁殖，产生的外毒素被病人摄入是引起临床症状的主要原因。大量变形杆菌在人体肠道内生长繁殖，产生内源性肠毒素也是重要的致病因素。夏秋季节发病率较高，临床表现为胃肠型及过敏型症状，主要表现为皮肤潮红，呈酒醉样面容，偶可出现荨麻疹样皮疹，伴瘙痒。患者多于1～2日内恢复，快的仅数小时，极少数患者需数日。

抗菌治疗：胃肠炎型患者选用SMZco或氟喹诺酮类，疗程不超过3日；过敏型患者以抗组胺治疗为主，一般不需要使用抗菌药物。

三、如何区分细菌性及非细菌性食物中毒

询问病人最近2～3天的进食情况，以及进食后腹痛、腹泻等症状的开始时间是诊断食物中毒，以及区分细菌性食物中毒和非细菌性食物中毒的重要方式。

非细菌性食物中毒可散发，也可暴发，潜伏期较短，病人进食后数分钟至数小时发病。

细菌性食物中毒多数病例是在进食2～3天后发病。突发呕吐往往提示食物中毒急性感染。

询问病人，让病人列出最近吃的食物，更能有效确定是否为食物中毒。

四、怀疑食物中毒需要进行哪些检查

（一）血常规检查

了解病人有无白细胞升高，血小板减少等，从而帮助判断患者是不是食物中毒，是否与感染有关。

（二）肝肾功能监测

了解毒素是否引起病人的肝肾功能损害，以及损害的程度，以评估病情的严重程度。

（三）降钙素原（PCT）

细菌性食物中毒时PCT往往升高，该检查可以帮助区分细菌性食物中毒和非细菌性食物中毒；同时还可以帮助评估感染的严重程度。

（四）大便常规检查

该检查可帮助了解患者大便中有无白细胞、红细胞、巨噬细胞等。

（五）细菌培养

应取可疑食物、呕吐物和粪便作细菌培养，必要时还需要进行血培养。如果食物或者呕吐物细菌培养和患者的粪便培养均为同一致病菌，就可对食物中毒进行确诊。

五、食物中毒如何治疗

食物中毒症状较轻时可居家观察，卧床休息，进食流质或者半流质等容易消化的食物，多喝水，防止脱水。若呕吐、腹泻等症状较重，还需补充盐分，口服补液盐是较好的选择。

如果食物中毒症状严重，如出现脱水症状，建议到医院就诊，进一步寻找中毒原因，根据病因进行治疗。食物中毒应到急诊科就诊。

六、食物中毒如何预防

（1）加热。加热可以杀死引起腹泻的绝大多数病原微生物，并使多数肠毒素灭活，但冷冻不行。

（2）避免食用未经净化的水制作的冰块或冷饮。

（3）尽量不吃剩菜剩饭，最好的方法就是每餐计划食物数量，不剩饭菜。这样既能预防细菌性食物中毒，又能节约粮食，一举两得。

（4）避免生熟食混放、混用菜板菜刀等，防止生熟食交叉污染。

（5）养成良好的手卫生习惯，饭前便后勤洗手。

第五节 感冒要吃抗生素吗

急性上呼吸道感染是人类常见的一种疾病，一些人甚至一年发作几次。在我国农村及城市都存在非常普遍的自用药现象。近年来的调查显示：1/3的普通感冒患者就诊前已经用过抗菌药物；78.9%的发热患儿就诊前用过药，其中69.7%为抗菌药物；家长对抗菌药物是否能退热认识不清；28.5%的家长认为抗菌药物可以退热，35.5%的家长认为咳嗽就要用抗菌药物；79%的家长认为抗菌药物能够治疗病毒感染。近几年，随着宣传教育的普及，家长的认知有所提高。但是急性上呼吸道感染滥用抗菌药物的情况并未改善。因此有必要在此进行科普宣传。

一、上呼吸道感染的定义

上呼吸道包括鼻、鼻窦、咽、喉等。广义的上呼吸道感染是指各种病原体引起的喉部以上的感染，包括：普通感冒、急性鼻炎、急性咽炎、急性喉炎、急性会厌炎、急性扁桃体炎、急性鼻窦炎。狭义的上呼吸道感染就是大家常说的"感冒"或者"伤风"，它们是最常见的急性呼吸道感染性疾病。绝大部分上呼吸道感染为自限性疾病，3～5天自行缓解，一周左右痊愈。但其发病率高，成人每年发作2～4次；儿童发病率最高，每年6～8次，全年均可发病，尤以冬春季节高发。

二、急性上呼吸道感染发病机制

正常人的鼻咽部、口腔存在着大量的病原微生物，包括760多种细菌，200多种病毒以及支原体等，但通常情况下不会引起致病。上呼吸道的正常菌群对机体本身就具有一种最好的生物学防御作用。鼻黏膜、纤毛对致病微生物起到沉积、滞留和消除作用，这是人体的第一道防线。有害因子刺激鼻黏膜、咽喉时产生的各种喷嚏、咳嗽反射则是神经反应性防御。此外还有淋巴结、淋巴样组织、淋巴细胞等免疫系统，以及细胞免疫或体液免疫。

当某些诱因，如受凉、淋雨、过度劳累、烟酒过度、有害气体刺激等使全身或局部的免疫力降低时，病原体侵入体内或原有病原体大量繁殖则可致病。多数上呼吸道感染表现为急性、轻度自限性卡他症状，中位持续时间约1周（2～10日）。

三、急性上呼吸道感染常见致病菌是细菌还是病毒呢

上呼吸道感染大多数为病毒感染，除急性扁桃体炎外，90%以上的上呼吸道感染是由各种病毒引起的。研究发现，鼻病毒是最常见的病毒（占30%～40%）；腺病毒、埃可病毒、柯萨奇病毒等也是常见病毒。呼吸道合胞病毒（RSV）是公认的儿童的病原体，也是老年人和免疫抑制者重要的病原体。流感病毒、副流感病毒、冠状病毒等引起的上呼吸道感染，具有传染性。

因绝大部分急性上呼吸道感染（扁桃体炎除外）为病毒感染，因此不需要使用抗生素。但因细菌性和病毒性上呼吸道感染症状和体征通常重叠，故很难区分是病毒感染还是细菌感染。即使都是病毒感染，个体表现也具有多样性，同一病毒，不同患者的症状和体征也可能各不相同。

四、临床表现

主要症状：发热、鼻塞、流涕（伴或不伴脓涕）、咽干、咽痛、咳嗽。其他表现：乏力、打喷嚏、淋巴结肿大、声音嘶哑、结膜充血、头疼等。

高热、肌痛和乏力多见于流感和副流感病毒感染。腺病毒或肠道病毒感染可能出现结膜炎表现。

0.5%～2%的上呼吸道病毒感染患者会继发细菌感染（如鼻窦炎、化脓性支气管炎、中耳炎和肺炎），特别是婴儿、老年人、慢性病患者或免疫抑制等高危人群。

在临床初步改善后如症状出现反弹，则需考虑继发性细菌感染的可能。继发性细菌感染将导致病情加重、病程延长。

病毒性上呼吸道感染也常表现为鼻腔或喉的脓性分泌物，常常被误认为是细菌性鼻窦炎或咽炎的表现。

五、临床诊断

感冒诊断主要根据临床症状及咽喉部位视诊确定。对咽喉部视诊主要是了解病人有无扁桃体肿大、化脓，咽部及咽后壁有无水泡、脓性分泌物或脓肿等。如果有扁桃体或咽部化脓，就需要考虑细菌感染，除此之外，绝大部分都是病毒引起的，不需要使用抗生素，除非后期并发细菌感染。

正常人的鼻咽、口腔都存在大量病原体，包括细菌、病毒、支原体等，检出微生物不等于感染责任菌。尤其对于最常见的病毒，更缺乏特异性检测方法，因此病原学检查临床诊断价值极低（流感除外）。

目前，急性上呼吸道感染的诊断主要以临床为依据，病原学诊断仍较难实现。除流感病毒外，其他呼吸道病毒感染很少有特异性的有效治疗方案。因此，对于健康的成年人，除了临床诊断之外特定的诊断性检查通常是不必要的。

六、治疗方法

普通感冒并无特效药，该病为自限性疾病，通俗来说就是不治疗自己就会好。治疗手段主要是对症治疗。

（一）感冒是否需要使用抗生素

绝大部分感冒为病毒感染，很少继发细菌感染，不应使用抗菌药物。使用抗生素不但无益处，反而还有害，经常使用容易导致细菌耐药，危害很大。

（二）滥用抗生素有哪些危害

滥用抗菌药物会促进细菌耐药性的发生和发展。在健康志愿者中，使用单一疗程的常用抗菌药物，如阿奇霉素，可以在几个月后导致口腔链球菌对大环内酯类药物产生耐药性。一旦真正的细菌感染来临，再使用抗生素就可能会失效，不能起到杀灭细菌的目的，甚至面临无药可选的地步。因此，在没有细菌感染临床证据的情况下，治疗应完全以对症治疗为主，不能轻易使用抗生素。

（三）有脓涕或者脓痰就代表是细菌感染吗

在急性上呼吸道感染恢复期，鼻涕由清鼻涕转化为脓鼻涕，或者咽喉部分泌物由稀薄变得浓稠，这些情况并不代表继发了细菌感染，因此不需要服用抗生素。

（四）对症治疗

感冒无有效治疗手段，往往无需治疗，如果症状严重可以对症治疗，以减轻症状为目的。

对症治疗方法包括以下5种。

1. 解热镇痛

发热、头痛、肌肉酸痛严重时，可选用解热镇痛的药物，如对乙酰氨基酚、吲哚美辛、布洛芬等。咽痛可用各种咽喉含片如健民咽喉片等减轻咽痛或咽部不适症状。

2. 减轻充血

如果鼻塞严重，鼻黏膜充血及水肿，可使用盐酸伪麻黄碱，也可用1%的麻黄碱滴鼻减轻鼻塞症状。

3. 镇咳

刺激性干咳严重时，可用止咳药对症治疗。

4. 主要措施

注意休息，多喝水。

5. 中医药治疗

中医药对治疗感冒有良好的效果，有助于改善症状，缩短病程。可以选用具有清热解毒和抗病毒作用的中药，如小柴胡冲剂、板蓝根冲剂等。

（五）感冒是否需要抗病毒治疗

普通感冒既不需要抗细菌治疗，也不需要抗病毒治疗。目前尚无特效抗病毒药物，而且滥用抗病毒药物可造成流感病毒耐药现象。但如果是流感，建议尽早使用奥司他韦等抗病毒药物进行抗病毒治疗。

第六节　意识状态如何判断

每一个意识障碍的病人被送到急诊室后，总会有以下这样的对话。

家属："医生，请快点，病人昏过去了……"

医生："你发现他时，他是什么样子的?"

家属："当时喊他，喊不答应……"

医生："除了喊不醒，他发不发音? 手脚动不动? 看过瞳孔没有……"

意识状态如何判断呢? 下面给大家介绍意识状态的分类。

一、清醒状态

清醒状态指病人具有正常人的意识状态，对时间、地点、人物定向正确和认识能力良好。被检查者能正确回答姓名、年龄、地点等问题。

二、意识障碍状态

（一）嗜睡

病人意识清醒程度轻微降低时，呼叫或推动病人肢体，病人可立即清醒，并能简短而正确的交谈或做一些简单的动作，但不喊不推时病人又会睡着。此时，病人吞咽、瞳孔、角膜等反射均存在。

（二）意识模糊

病人对外界刺激不能清晰地认识，存在空间、时间定向力障碍；理解力、判断力迟钝，或发生错误；记忆模糊、思维不连贯、反应迟钝等。

（三）昏睡状态

呼喊或推动病人身体不能引起病人反应。用手指压迫病人眶上缘内侧时（或针刺病人手足），对病人面部肌肉的较强刺激可引起防御反射。此时，可出现震颤及不自主运动，角膜、睫毛等反射减弱，但对光反射仍存在。

（四）浅昏迷

浅昏迷指病人不动了，呼之不应，对一般刺激全无反应。对强疼痛刺激如压眶、压甲根等有反应，浅反射消失，但腱反射、舌咽反射、角膜反射、瞳孔对光反射存在，呼吸、脉搏无明显变化。

（五）深昏迷

深昏迷指病人对各种刺激均无反应，完全处于不动的状态，角膜反射和瞳孔对光反射均消失，呼吸不规则，血压下降，此时可有去大脑强直现象。后期病人肌肉松弛，眼球固定，瞳孔散大，濒临死亡。

（六）谵妄

谵妄是一种急性意识障碍，表现为烦躁、躁狂、胡言乱语等。病人产生定向障碍、错觉、幻觉，情绪不稳、行为紊乱，有时可有片段的妄想。

第七节　影像如何区分

X片、B超等都是大家熟知的检查。它们简单、价廉、方便，一般各级医院均具备。以前在老百姓的心里，做个CT就是很"高大上"的检查了，一般的乡镇医院都没有，甚至县医院也没有，还得跑到市级医院去做CT。现在，随着影像的发展，增强CT、核磁共振（MRI）、PET-CT等蓬勃发展，让疾病的诊断和疗效评价更加精准，推动了医学的进步，但人们对它们并不了解，价格贵就是人们对影像检查的一种感性认识。

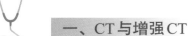
一、CT与增强CT

增强CT就厉害在"增强"两个字上面。CT俗称"普通平扫"，增强CT就是在做检查的时候向静脉血管里注射一种增强剂（碘对比剂），注射了对比剂后，就可以观察病变组织的血流情况，与周围正常的组织做一个对比。与普通CT相比，增强CT的好处是可以观察病变部位血液供应情况，看病区是否存在强化、判断强化程度以及病变组织与周围组织的关系，从而区分该病灶是良性的还是恶性的。同时还可提高疾病诊断的准确率和小病灶的检出率，并能准确判断临床分期和病灶范围。

二、增强CT的意义是什么

（一）区分良恶性肿瘤

CT对小病灶检出率低，对病灶的定性和鉴别能力有限。除了一些明显的包块CT会下肿瘤的诊断外，很多包块CT结果是：建议增强CT进一步检查。增强CT在肿瘤的定性和分期、分级上有极大的优势。

（二）血管性病变的准确判断

脑动脉瘤、肺动脉栓塞、主动脉夹层、肠系膜血管病变等疾病，都需要通过增强CT来判断。

（三）小病灶及对比

肝、胰、脾等实质器官内的小病灶，单靠CT难免出现漏诊，通过增强CT做增强对比后，正常组织与病变组织对比明显，减少了漏诊的情况。

（四）其他

增强CT有利于临床疗效的观察，判断病变组织的血运情况，病变与血管之间的关系，便于临床决策的实施、手术的准备，等等。

三、哪些情况下可以做增强CT

头、胸、腹、四肢及脊柱都可以做此项检查，主要用于鉴别包块的良恶性，也就是身上某个器官上长了个包块，判断它到底是不是癌；鉴别血管性病变，人体血管，彩超只能检查四肢和心脏大血管，其他如脑血管、主动脉、肺部血管等深部血管病变，主要依赖于增强CT检查明确病变。这些脑血管瘤、主动脉夹层、肺栓塞一旦发病，严重威胁病人的生命安全。一旦怀疑是这些病，就需要进行增强CT检查来明确诊断，及时救治。

四、增强CT的不良反应

增强CT的不良反应有过敏反应，对肝肾功能的影响，对比剂的渗漏，等等。做增强CT要注意：一般来说高龄患者（大于80岁）不能做；做增强CT前要签同意书；做完后要多喝水，便于增强剂的排泄；做完增强CT后要观察半小时；做的过程中或刚做完检查后，出现胸闷、气急、呕吐等症状，要怀疑是对增强剂过敏，一旦出现过敏性休克，要按照过敏反应的流程进行抢救治疗。

五、CTA

CTA是指CT血管造影术，是诊断主动脉夹层的"金标准"。它通过静脉注射对比剂，以全身血管为检查对象，利用CT设备进行血管成像。它是目前临床诊断心脑血管及外周血管疾病常用的无创检查方法。

功能：了解患者是否存在血管先天畸形、血管狭窄、动脉瘤等。

禁忌人群：对碘过敏、严重肝肾功能不全者等。

六、核磁共振（MRI）

核磁共振是一种利用核磁共振原理的最新医学影像技术。它对大脑、甲状腺、肝、胆、脾、肾上腺等实质器官以及心脏和大血管有极好的诊断功能。

核磁共振是对颅脑、脊髓等病变最有效的影像诊断方法，在肝胆胰腺系统、肾上腺疾病诊断上也非常突出。

优势：没有放射性，不会对人体健康产生不利影响，但费用相对昂贵。

禁忌：患者身体不能有任何金属物品，包括心脏起搏器、体内手术存留的金属假体等。

七、PET-CT

目前，一次全身PET-CT检查接近一万元，不管是门诊还是住院统统自费，社保不报销。它是医院影像检查中的"爱马仕"。

PET 是正电子发生计算机断层显像，可以提高功能和代谢等分子信息，CT 是指计算机断层扫描成像。PET-CT 就是将两者结合，使两种成像技术优势互补，通过这种高级别的影像检查方法，能寻找肿瘤原发部位和转移灶，对肿瘤进行早期诊断，鉴别肿瘤有无复发。

优势：很精准，它可以发现 1 cm 大小的肿瘤；安全可靠、无痛、无创。

禁忌：检查前禁止饮酒、禁止剧烈运动、禁止饮用含糖饮料或输入含糖液体，检查时血糖不能太高。所以糖尿病患者要注意，在检查前一定要控制好血糖；否则，有可能好不容易预约了，去了医院又因血糖高做不了。

第八节　该吸什么样的氧气

呼吸频率是不大引起大家注意的、容易被忽略的体征。在医生的眼里，一个病人病情重不重、急不急，首先要看四大生命体征：体温、脉搏、呼吸、血压。呼吸是基本的生命体征之一，非常重要。正常成人的呼吸频率值为 12～20 次/分。过快和过慢都代表出现了异常状态。医生会根据病人的病情使用不同的供氧方式。

一、临床常见呼吸频率改变分类

（一）呼吸增快

呼吸增快指成人每分钟呼吸超过 24 次。常见于高热、缺氧、感染急性期的病人。发热时体温每升高 1℃，呼吸每分钟增加约 4 次。如果一个人的呼吸频率大于 30 次/分，其呼吸衰竭的可能性极大。

（二）呼吸减慢

呼吸减慢指呼吸频率减少，成人每分钟少于 10 次。见于颅内疾病、安眠药中毒、心跳呼吸停止前征兆的病人，多伴有缺氧体征，如口唇、指端发黑（发绀）。

二、不同的给氧方式

导致呼吸过快或过慢的疾病很多，都可能伴有缺氧。病人一到急诊抢救室，护士除了马上把液体通道打上，第二件事便是给病人吸氧气。病房里医生也总会给需要吸氧的患者下吸氧医嘱。有的病人是鼻导管吸氧、有的病人是面罩吸氧、有的病人用不插管的呼吸机（无创呼吸机）吸氧、有的病人用气管插管呼吸机吸氧。

三、各吸氧方案的选择原因及操作方法

（一）鼻导管给氧

鼻导管是临床最常用的吸氧装置。鼻导管吸入氧体积分数与氧流量有关，用公式 V=21+4×氧流量（L/min）进行计算。此外鼻导管吸氧无法充分湿化，一般给1～3升/分，超过5升/分的流速时患者鼻腔干燥难以耐受。

优点：简单、方便、快捷、便宜。

适应证：各种疾病引起的缺氧都可以使用，如心衰、呼衰、低氧、休克、肺炎、肺气肿等。尤其是慢阻肺的患者，建议给予长期家庭氧疗，鼻导管给氧1～3升/分，每天小于15小时。

（二）面罩吸氧

对于鼻导管吸氧仍不能改善的患者，可给予面罩吸氧。可提供40%～60%的吸入氧体积分数。使用时面罩需紧贴口鼻周围，由弹力带固定于枕部。

适应证：低氧血症且不伴有高碳酸血症风险的患者。高碳酸血症主要以肺气肿的患者居多。

浓度与流量：吸氧浓度（%）=21+4×氧流量（L/min）。低浓度＜40%（1～2 L/min），中浓度40%～60%（3～4 L/min），高浓度＞60%（4～6 L/min）。普通面罩吸氧流速不应低于5 L/min。

（三）无创呼吸机

对于鼻导管给氧或面罩吸氧仍低氧的患者，可以使用无创呼吸机辅助。

优点：避免气管插管或切开、耐受性好、可供家庭使用（适合于重度肺气肿或打鼾影响呼吸的患者）。

（四）呼吸机

大家所熟知的呼吸机只能在急诊或重症监护室使用，用于因各种疾病导致呼吸衰竭的患者。一部分患者在手术麻醉时需要气管插管后使用呼吸机。

使用这种呼吸机需要将患者的气管插管或气管切开，连接中心供氧，氧浓度可以由21%调节至100%。使用过程中，因病人或仪器的专业问题可能需要紧急处理，所以需24小时医护监护。

（五）高压氧

这是一类特殊的给氧方式，它具有改善脑代谢、恢复脑功能的作用，能够有效地消除疲劳，改善脑外伤。高压氧是治疗煤气（一氧化碳）中毒的特效治疗措施，也是颅脑外伤后的一种治疗措施。

适应证：因为是在一个密闭的仓内进行治疗，时间较长、气压高，所以在进行高压氧治疗前需要进行专业评估，气胸、生命体征不稳定、痰量多且无法自主排痰的患者是高压氧的禁忌者。

温馨提示：家庭医院用氧安全很重要，要注意防火、防油、防热、防震。

第九节　"羊癫风"是怎么回事

一、什么是羊癫风

在民间，人们习惯把突然全身抽搐、口吐白沫的情况称为"羊癫风""羊羔风"等。叫法虽然不一样，但都是根据对患者发作症状的直观认识来起的名字。在医学上，出现这种症状时患者被诊断为癫痫。

"癫痫"是一组由已知或未知病因引起的以反复、短暂、刻板的神经系统功能失常为特征的临床综合征，主要临床表现为：突然发作倒地、意识丧失、全身抽搐、口吐白沫、两眼向上翻，多数人每次发作持续1~3分钟。

我们知道，大脑是支配人的意识、思维、情感及运动的器官，即"司令部"。大脑的生理功能是通过电活动来实现的。癫痫是由于大脑的神经细胞反复过度放电，导致大脑功能失调而引起的一种临床综合征。单个神经元的异常放电并不足以引起临床上的癫痫发作，但当这种异常的神经元放电进入局部的神经网络并在其中传播时，可受到网络内兴奋或抑制神经元的影响，使这种异常电流增大或降低。当异常电流增加到一定程度，并可通过脑电图记录时，就表现为脑电图上的痫性放电。当电流增加到足以冲破脑部的抑制功能，或脑内对其抑制作用减弱时，就会沿电阻最小径路传播，引起临床上的癫痫发作。

二、"羊癫风"的发病原因是什么

引起"羊癫风"的发病原因有很多，既有由脑部的病灶或者弥漫性的病变所引起的，也有由全身性的代谢中毒所导致的，还有一些原因至今不明。在常见的发病原因中，以脑外伤、脑肿瘤、脑血管疾病、颅内感染等最为常见。

（一）脑外伤

脑外伤包括开放性脑外伤和闭合性脑外伤。据统计，大约三分之一的癫痫患者有过头部外伤病史。毫无疑问，脑外伤确实是引起癫痫发病的主要原因之一。但脑外伤后发生癫痫的仍是少数，大约有5%的脑外伤患者会出现癫痫发作。脑外伤后，早期出现癫痫发作的患者，可能为晚期出现癫痫的四分之一。分娩时造成的脑外伤，是小儿时期癫痫发作的重要原因。

（二）脑部疾病

脑部疾病包括脑肿瘤、脑血管病、颅内感染等，也是诱发癫痫发作的常见因素，尤其是成年以后所谓的晚发性癫痫，所占比例就相对更高一些。脑肿瘤的生长压迫会影响周围脑组织及其血管，产生脑水肿、肿胀、缺氧、缺血、脑组织硬化或萎缩等症状，导致这些神经细胞的代谢异常及膜电位的改变，往往在内源性或外源性因素刺激下就会产生异常放电，引发癫痫；一部分幼年患者是由于脑血管畸形而诱发癫痫的；此外，还有一部分患者由于颅内细菌性、病毒性感染，引起脑炎、脑膜炎、蛛网膜炎、脑脓肿等，也可能引起癫痫发作。

（三）全身性因素

一氧化碳中毒、低血糖、急性肾功能衰竭、高血压脑病、甲状腺功能亢进等，都可能引起癫痫发作。

三、如何救治"羊癫风"患者

若患者正在癫痫发作、抽搐，不要慌张，迅速做好以下几点。

（1）迅速让患者仰卧，不要垫枕头，将压舌板或者筷子裹上软布或毛巾垫于上下臼齿（后牙）之间（不要堵塞口腔），以防患者自己咬伤舌头。随即松开患者衣领，将患者头偏向一侧，使口腔分泌物自行流出，防止口水误入呼吸道，引起吸入性肺炎；同时，还要把患者的下颌托起，防止舌后坠堵塞气管。

（2）癫痫发作时不要强行喂水或强行按压肢体。

（3）若癫痫持续发作，要及时拨打120求救，将患者送到医院抢救。

四、患者平时应该注意什么

（1）如有假牙，应在每日睡觉前摘下。癫痫患者睡单人床时，要在床边增加挡板，以防发病时坠床跌伤。

（2）日常生活中要避免情绪激动和劳累，不要登高、骑车、游泳，不宜在机器旁工作，以免癫痫发作时发生意外。

（3）需要强调的是，患者应该到正规医院诊治，有的癫痫可以通过手术治愈，有的则需要定期服药。患者要按医嘱用药，不要自行减药、停药或换药，以免引起癫痫反复发作。

五、全身或局部抽动一定是癫痫吗

在很多人眼里，全身或局部抽动就是癫痫。而事实上，全身或局部抽动有很多原因，比如常见的"腿抽筋"，多在剧烈活动或躺在床上时发作，表现为单纯的下肢抽动，实际上是肌肉自身在抽动，与脑放电引起的癫痫无关。腿抽筋多由于人体缺钙或缺镁，需要补充钙或镁。更有一些人把发热患者寒战时的全身抖动认为是抽搐，大为紧张，实属不必。

需要指出的是，外伤后患破伤风的患者也有全身的抽动，全身肌肉强直、阵挛。破伤风常在创伤后发生，其发病原理是破伤风梭菌产生的痉挛毒素吸收到达脊髓、脑干等处，使那里的运动神经元因失去中枢抑制而兴奋性增强，从而导致肌紧张与痉挛。虽然此病也有全身抽动，但和癫痫无关。另外，如癔症性抽搐等许多抽搐情况也并非癫痫。可见抽搐虽是癫痫的主要症状之一，但不是癫痫的独有症状，其他疾病也可引起抽搐。有些类型的癫痫患者没有抽搐症状，如失神发作、颞叶癫痫、腹型癫痫、头痛癫痫等。因此，不能把抽搐与癫痫等同起来，抽搐不一定都是癫痫所致。

第十节　最贵的急诊技术

最贵的急救技术是什么？大家听说过艾克膜吗？对了，那就是目前急诊科最贵的急救设备，一打开那个包6万元左右就没有了（不能报账）。目前使用ECMO的病人每天在ICU的费用约2万元。这么贵，总得商量一下吧？总得准备一下吧？对不起，您可能只有5分钟的时间。因为这个时候，您的家人呼吸心跳已经停止了，如果再不拉他一把，他就会马上永远地离开。而ECMO就是断开死神之手的利剑。所以此刻并非医生无情、霸道，而是医生在与死神抢时间。

是不是每个即将死亡的人都需要ECMO呢？不是。肿瘤晚期的患者、年龄远超过我国平均寿命的患者、基础疾病已导致多器官功能衰竭的患者，对这类患者，医生在抢救时是根本不会提到ECMO的，如果还在给家属使劲推荐，那可能就是医生的医德有问题了。因为这类患者已经是油尽灯枯了，抢救的成功性不大，意义不大。对这类患者应以基础抢救为主。这种高耗材的抢救会加重患者家庭经济负担，得不偿失。

给家属讲ECMO这项技术，往往是针对有抢救价值的患者。猝死是急诊ECMO使用的重要病种。这类病人正值青壮年、既往体健，是家里的顶梁柱，单位的骨干力量，但因突发疾病（心脏病变等），导致心搏骤停，也就是大家所说的猝死。心肺复苏是初级抢救的救命神器，而ECMO是高级心肺复苏的重要措施。一旦抢救回来，患者可以完全恢复正常的工作生活，对家庭对社会是非常有意义的。

前面我们已经谈过，猝死的救治率低，抢救黄金时间是4分钟。对于心跳呼吸骤停的病人，抢救就是在与死神搏斗，与死神抢时间。这一刻，时间就是生命。这也是给家属决策时间短的原因。一切都是以积极抢救患者的生命为主线。

一、神奇的艾克膜

你见过心脏不跳的活人吗？你见过不用自己呼吸的活人吗？ECMO就有这样神奇的效果。它可以在一定的时间内替代心脏和肺的功能。当然，对于这种高耗费技术，到了一定的时间，如果患者自身的心肺功能经治疗仍无法恢复，继续使用下去就没有意义了。

二、艾克膜是什么

ECMO的中文名为"体外膜氧合"，又被称为"体外膜肺"，是以体外循环系统为基本设备，采用体外循环技术进行操作和管理的一种辅助治疗手段。ECMO是将静脉血从体内引流到体外，经膜式氧合器氧合后再用血泵将血液灌入体内。临床上主要用于对呼吸功能不全和心脏功能不全患者的支持。它是一种医疗急救设备，用于对重症心肺功能衰竭患者提供长时间的心肺支持，以维持患者的生命。最终目的是为危重症患者的抢救赢得宝贵的时间。

它最核心的部分是血泵和膜肺。血泵即人工心脏，代替心脏完成向肺血管和体循环泵血的工作。膜肺帮助病人完成肺部氧合交换的工作。

三、急救流程

（1）抢救室医生进行积极心肺复苏。

（2）ECMO小组成员评估患者病情、与家属谈话。

（3）家属对是否同意进行ECMO抢救治疗签字。

（4）如果签字同意则进入操作流程。

四、ECMO的临床适应证

（一）普通适应证

（1）各种原因引起的严重心源性休克，如心脏术后、心肌梗死、心肌病、心肌炎、心搏骤停、心脏移植术后等。

（2）各种原因引起的严重循环衰竭，如感染中毒性休克、药物中毒、一氧化碳中毒、溺水、大面积重度烧伤、严重外伤等。

（3）各种原因引起的严重急性呼吸衰竭，如严重急性呼吸窘迫综合征、哮喘持续状态、弥漫性肺泡出血、肺动脉高压危象、肺栓塞、严重支气管胸膜瘘等。

（二）心肺复苏适应证

（1）年龄18～75周岁。

（2）导致心搏骤停的病因为心源性、肺栓塞、严重低温、药物中毒、外伤、急性呼吸窘迫综合征等可逆病因。

（3）心搏骤停发生时有目击者，并有旁观者进行心肺复苏，从患者心搏骤停到开始持续不间断高质量心肺复苏时间间隔短。

（4）心搏骤停患者作为器官捐献的供体或即将接受心脏移植。

五、ECMO的临床禁忌者

（1）没有救治希望的终末期患者。

（2）心搏骤停前意识状态严重受损的患者。

（3）不可控制的活动性出血患者。

（4）有明确的拒绝心肺复苏意愿的患者。

（5）严重的不可逆的颅脑损伤患者。

（6）严重脓毒症患者。

（7）心搏骤停时间较长（已超过60 min）的患者。

六、ECMO的操作步骤

由急诊ECMO工作小组操作，小组成员分工明确。在床旁进行置管并连接管路。动静脉插管与动静脉管道连接成功，核对管道无误后，先打开静脉管道钳，启动ECMO泵。

第十一节 传染病来了我们该怎么办

传染病是伴随着人类的诞生而产生的。历史上曾多次发生传染病大流行，严重威胁人类的健康。影响最大的传染病莫过于鼠疫，人类历史上曾发生过三次鼠疫大流行。据有历史记载以来，鼠疫夺走了数亿人的生命。14世纪发生在欧洲的黑死病被认为是人类有史以来死亡人数最多的一次鼠疫大爆发，导致欧洲大陆丧失三分之一到一半的人口。那次鼠疫流行前后持续近300年，遍及欧亚大陆和非洲北海岸，尤以欧洲为甚。不过，鼠疫至今仍未绝迹，现在人们还是有可能会感染鼠疫。

天花是人类已知的致命病毒之一，曾经也多次暴发。感染了天花病毒的人全身长满痘疮，疫情最严重时每10个患者中就有3人死亡。和鼠疫一样，天花造成的死亡人数也有数亿人。1796年，英国医学家爱德华·詹纳研制出了天花疫苗，天花才被彻底消灭。它是唯一一个被人类消灭的传染病。

霍乱到目前为止曾多次暴发。世界卫生组织（WHO）资料显示，人类历史上发生过7次霍乱大流行，夺走了数百万人的生命。

流感是一种季节性传染病，历史上也多次暴发流行。目前有记录的最严重的一次发生在20世纪早期。1918年，西班牙流感大暴发。它是近代历史上最严重的一次传染病大流行，全世界死亡人数在5000万到1亿之间。流感病毒大流行的威胁始终存在，我们仍旧面临感染季节性流感病毒的风险。它每年依然会夺走数十万人的生命。

艾滋病是一种全球性传染病，潜伏期长，死亡率高，目前无有效治疗手段，迄今为止已经夺走了3200多万人的生命。WHO数据显示，2019年艾滋病死亡人数仍有69万之多。

最近20年，我们一直在被冠状病毒困扰。2002—2003年出现的SARS病毒，稍后出现的中东呼吸综合征病毒，以及近两年出现的新冠肺炎病毒，都属于冠状病毒家族。截至目前，全球累计新冠确诊病例超过3500万例，已经有超过100万人死亡。

一、传染病的定义

传染病是指由各种病原体引起的，能在人与人、动物与动物或人与动物之间相互传播的一类疾病。病原体中大部分是微生物，小部分为寄生虫。寄生虫引起的传染病又称"寄生虫病"。传染病得以在某一人群中发生和传播，必须具备传染源、传播途径和易感人群三个基本环节。

二、哪些疾病具有传染性

我国法定的传染病分为以下三大类。

（一）甲类传染病

甲类传染病包括霍乱和鼠疫两种。

（二）乙类传染病

乙类传染病包括传染性非典型肺炎、艾滋病、病毒性肝炎、人感染高致病性禽流感、脊髓灰质炎、麻疹、流行性出血热、狂犬病、登革热、流行性乙型脑炎、细菌性和阿米巴性痢疾、肺结核、伤寒和副伤寒、炭疽、流行性脑脊髓膜炎、白喉、百日咳、新生儿破伤风、猩红热、布鲁氏病、梅毒、淋病、钩端螺旋体病、血吸虫、疟疾等。

（三）丙类传染病

丙类传染病包括流行性感冒、流行性腮腺炎、流行性和地方性斑疹、伤寒、风疹、麻风病、急性出血性结膜炎、黑热病、丝虫病、棘球蚴病，以及除了霍乱、细菌、阿米巴性痢疾、伤寒和副伤寒以外的感染性腹泻。

三、传染病的预防

传染病得以在某一人群中发生和传播，必须具备传染源、传播途径和易感人群三个基本环节。因而，预防与控制传染病可以从这三个环节入手。

（一）控制传染源

传染源为传染病患者或隐性感染者。已经确诊的传染病患者，一旦发现，需尽早隔离，并通过治疗加以控制。带有病原体的分泌物，如痰液、尿液、大便，或其他接触物都要做消毒处理。隐性感染者也具有传染性，是传染病发生传播的主要来源，因此须尽早识别这类患者。可以通过特殊筛查来筛选出这类患者，然后进行隔离观察，防止其成为传染源。

（二）切断传播途径

传染病主要通过空气传播、接触传播和输血传播。可以根据传染病的传播途径，实施相应措施来切断传播路径，达到防止传染病大面积流行的目的。

1. 空气传播

通过空气传播的传染病传播速度快、传播范围广，难以控制，因此危害及影响大，容易导致传染病大流行，如呼吸道传染病。

2. 接触传播

接触传播指通过粪便、污染的水源、直接与患者接触而引起的疾病感染，如消化道、泌尿生殖道传染病感染。

3. 输血传播

输血传播指通过输入了含有病原体的血液而引起的疾病感染，如血液传染病。

（三）保护易感人群

年老体弱的人以及儿童往往是传染病的易感人群。可以通过加强锻炼，提高机体免疫力来达到抵御传染病感染的目的；也可以通过接种预防性疫苗，引发机体的主动免疫，提高机体对相应病原体的免疫力；还可以通过接种治疗性疫苗，拮抗和消除感染机体的病原体来达到保护易感者的目的。

第十二节　医院里的"秘密"

现在土葬少了，在城市里一般都是火葬。医院有个叫太平间的地方，就是专门为短暂停留的死亡患者准备的地方，它是殡仪馆的过渡之地。

一、医好还是医不好

"既然送到医院就应该医好，怎么越医越严重呢?"有的家属会产生这样的疑问。其实医学也不是万能的，现代医学也还没有发展到"包治百病"的程度，更重要的是疾病发生是有它自身的规律性的，需要经历一个过程，而不是一进医院，病情立马就出现好转。到医院救治的每个危重病人都不能马上被医好。如果在下级医院无法医治或医治效果不好，医生会主动要求病人转到上级医院去（双向转诊）。当然，如果病人或家属不信任这家医院的医术，可以提出出院或转院，也是绝对不会遭到拒绝的。医院相对来说是一个来去自由的地方。

二、抢救还是不抢救

每个家庭的经济条件、医疗需求不一样。有的家属要求不管什么病都要全力救治，能多活一秒是一秒；有的家属会平静地看待生死；有的病人早就对家属立了遗嘱；有的年老病重、器官功能衰竭的病人会选择不积极治疗。这些医生都能理解。对于是否积极治疗、是否过度治疗，目前法律对这部分比较模糊。从医疗资源的节约来说，对于预后结局无法逆转的患者，不惜一切代价抢救治疗，的确有浪费医疗资源之嫌。但从尊重生命来说，人的生命每一分每一秒都是值得珍惜、挽留的，所以，医生的职责是向家属如实讲清楚患者的病情，选择保守一点的治疗方式还是不惜一切代价，还真没有一个绝对的界限。如果患者已达超高龄或基础疾病到了终末期，家人已经商量好或病人前期有嘱托，选择保守治疗，可与主管医生沟通，哪些方面的治疗是家属同意做的，哪些方面的治疗是家属拒绝的。家属常常纠结的是：是否进ICU？插不插气管？同不同意切开气管？要不要胸外心脏按压？诸如此类。

三、要求家属签字是不是医生在推卸责任

所有可能导致创伤的检查都需要家属或患者签字同意，如胃肠镜、纤维支气管镜、增强CT、造影、核磁共振、各种穿刺、手术等，这是诊疗规范要求也是医院的规定，不存在医生不担责任或推脱责任。任何可能导致创伤的操作和可能出现的并发症，法律规定患方有知情权和决定权。同意书的条款就是一种告知，签字表明医生告知过患者相关问题，这是保障其知情权的体现。同意就签"同意"，不同意就签"拒绝"。医生应该讲清楚诊治的必要性和风险性，决定权在患者或家属手上，将绝对尊重他们的选择并进行相应的治疗。签字并不是出了事就找不到医院或医生了。如果是医疗事故，那该是谁的责任就是谁的责任，医生或医院不会因为患者或其家属签了医疗文书就能逃避责任；但如果是常见的、正常的并发症，那就不能怪医院或医生了。医疗文书都是客观公正的，也是一种双向保护的契约精神的体现。一旦有疑问，医疗事故鉴定中心会给出公正的裁决，双方可以协商或通过法律途径解决。

四、癌症告诉谁

癌症的诊断结果几乎都是先告知家属，是否告知患者由家属商议决定。因为每个人的承受力不一样，有的患者听到自己得了绝症，就会采取一些极端的行为，如自杀等。所以不好的消息一般是先告诉家属，主要是入院时签署授权同意书的亲属。但也有一类疾病是相反的情况。如果是涉及隐私方面的疾病，如艾滋病、梅毒等，医生则只能单独告知患者（有独立行事能力的人），绝对不能告知家属，因为这涉及隐私权的问题。

五、在医院你能自己做决定吗

目前，在我国病人住院后绝大多数的签字是由家属完成的。病人知道的信息不全，尤其是癌症之类的患者。这种现象希望以后能得到改善。至少在笔者的心里，笔者希望如果生病了自己能知道事情的全部。

第六章 内科疾病急诊

第一节 面 瘫

"咦，怎么突然脸不对了呢？一边高一边矮？口水也包不住了，顺着一边口角流出来；说话好像也漏风了，瓮声瓮气的。"王大叔向他老婆诉说。

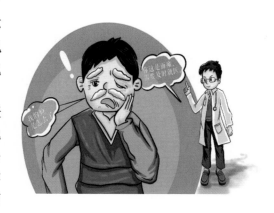

"遭了，怕是中风了哟，赶紧去医院。"老两口急急忙忙地赶到医院去。医生开了检查，头部CT结果：未见异常。"那是咋啦？"老两口一脸疑惑。"面瘫。"医生回答。

一、什么是面瘫

面瘫就是面神经麻痹，是面神经受损导致脸上肌肉瘫痪的一种神经缺损症状。面神经从颅内中枢发出，最后分布在面部，支配脸上肌肉运动，使面部可做出各种表情动作。面神经通路较长，任何一处的面神经运动神经元受损，都可导致面神经麻痹，也就是面瘫。

二、面瘫分类

简单地说，与脑袋出问题有关的，要么是脑卒中，要么是脑炎，面瘫只是其中一个的表现而已。还有一种可能就是一条神经出问题了——那就是面神经。面瘫一般分为以下两类。

（一）中枢性面瘫

中枢是指神经中枢，也就是人的大脑。中枢性面瘫与脑卒中有关，面瘫只是中风的一个表现，中风还有肢体瘫痪、运动障碍、感觉障碍、视野缺损（偏盲）等其他表现，具体见脑卒中章节，这里就不再重复了。

（二）周围性面瘫

我们所讲的面瘫，就是指周围性面神经麻痹，也就是周围性面瘫。

三、面瘫的典型症状有哪些

看上去：眼大、沟浅、嘴角歪。

动起来：皱眉、闭眼、鼓腮差。

一边眼裂变大，所以这边眼睛看起来就大些；一边鼻唇沟会变浅；口角歪斜，向变浅鼻沟同侧歪斜；说话漏风，说话声音不清脆了，听起来有瓮声瓮气的感觉；流口水，尤其在睡觉时表现明显；不能顺利完成皱眉头、闭眼睛、吹口哨等动作，同时，同侧面部表情丧失。

自我诊断：脸不对称+鼓腮失败=面瘫。让病人把嘴巴闭上再吹气，用手靠近嘴边感受，如果一边出现漏气，那就是面瘫了！学会了的话，你自己就可以初步诊断了，也可以帮助其他人诊断哟。

四、面瘫的诱因

冬天是面瘫的高发季节。特发性面神经瘫痪的诱发因素为寒冷。面瘫的发病与季节更替存在相关性。冬天发病率明显高于其他季节；气温越低，特发性面瘫的发病率就越高。

面瘫的病因主要有以下几种。

（一）感染

中耳炎、乳突炎、腮腺炎、脑炎（细菌、病毒、真菌）等是面瘫的诱因。

（二）脑卒中

脑卒中包括脑梗死、脑出血等是面瘫的诱因。

（三）炎症免疫

炎症免疫包括特发性面神经麻痹、多发性硬化、吉兰-巴雷综合征等。

（四）肿瘤

肿瘤包括脑膜瘤、听神经瘤、脑干肿瘤、面神经鞘瘤等。

（五）糖尿病神经病变

糖尿病可以引起多处神经病变，在颜面部就可以表现为面瘫。

（六）外伤

面部外伤、医源性损伤（面部手术）、颞骨骨折等外伤可诱发面瘫。

五、面瘫的检查

面瘫是通过临床症状诊断的，没有确诊的检查方式。出现面瘫症状就可以去神经内科看病，主要做头部CT检查。诊断周围性面瘫需排除颅内疾病如脑出血、脑梗死、脑瘤等导致的面神经受损。同时还要做血常规检查，排除感染因素。如果两者都正常，那医生就会下面瘫（周围性面瘫）的诊断了。可以在神经内科治疗，也可以在中医科治疗。住院或门诊吃药治疗都是可以的。这个病并不会有太严重的后果，如果治疗及时，多数病人不会留下任何后遗症，所以不用太担心。

六、面瘫的治疗

（一）糖皮质激素

糖皮质激素一般用于特发性面神经麻痹的急性期，可减少面神经的肿胀，促进面瘫的康复、加快康复进程。常用药物：泼尼松。

（二）抗病毒药物

由于面瘫可能由病毒感染导致，所以一般会在使用激素的基础上联合抗病毒药物治疗。常用药物：阿昔洛韦、伐昔洛韦、更昔洛韦。

（三）神经营养药物

B族维生素有神经营养作用。常用药物：甲钴胺、维生素B1等。

（四）中医治疗

药物联合中医的治疗效果会更好。中医治疗方法：针灸、理疗。

（五）眼部保护

当患者存在眼睑闭合不全时，会出现眼干、流泪等症状，需使用滴眼液或眼膏防止眼睛干燥，戴墨镜防止日光照射。睡觉时眼睛不能闭合者要使用眼罩保护眼睛。

七、日常护理

（1）注意避免面部长期受冷风刺激，寒冷天气可使用围巾护脸。发生面瘫后可用50℃左右的热毛巾敷病侧脸。

（2）加强面肌运动或按摩病侧肌肉，多做眨眼、开口笑、鼓腮、吹口哨等动作。

（3）保护眼睛，防止日光照射。睡眠时使用眼罩护眼。

（4）如果出现口部咀嚼功能减退，可使用吸管吸食流质食物，进食软食，细嚼慢咽。

八、面瘫预后

大部分患者经及时治疗可完全恢复，少数患者会留下后遗症。面瘫一般在发病后2~4周好转，3~4月后完全康复。少部分面瘫患者会遗留后遗症：面肌痉挛、面肌无力、口角歪斜等。

第二节 哮 喘

哮喘俗名"吼呗"，患者是不分年龄的。有的人从小"吼"到老，肺功能极差；有的人因为哮喘频繁发作，丧失劳力，几乎成为废人；还有极少数人因为种种原因不用药，期待自己能挺过去的，最后没能挺过去。在某访谈节目中，某明星说自己长期携带哮喘药物，这是给大家的一个很好的医学示范。

一、哮喘有什么危害

哮喘是一种常见的、危害性极大的呼吸系统疾病，影响广泛，可以导致患者急诊住院，甚至死亡。目前世界上有约3亿的哮喘病人，每年死于哮喘的病人达18万，我国约有3000万哮喘患者。一旦患上哮喘，该疾病就会一直伴随患者。到目前为止，哮喘仍无法治愈。哮喘虽然无法治愈，但是只要进行良好的控制，哮喘病人的生活几乎就和健康人一样。

二、什么是哮喘

哮喘是一种发生于气道的慢性炎症性疾病。当患者接触各种危险因素（如过敏性因素）时，通往肺部的气道会变得狭窄，通过所道的气流因而受限。主要表现为反复发作的喘息、呼吸困难、胸闷、咳嗽。

三、什么是哮喘急性发作

哮喘急性发作指喘息、气紧、呼吸困难、胸闷或咳嗽等症状的突然发作或加重。它来势汹汹，对患者产生极大的影响和严重的危害，轻者误工误学，重者需要住院。严重的哮喘急性发作往往会威胁患者的生命安全，此时的患者呼吸极度费力、大汗淋漓、无法言语……若不及时处理，则预后不良。

哮喘急性发作时常表现为气促、咳嗽、胸闷等症状突然发生或加剧，病情可能偶尔发作或持续发作。发作时症状可轻可重，严重者可危及生命。

四、如何判断重症哮喘

（1）休息时感觉到气促，只能端坐着呼吸，说话只能说单个词语或字，精神状态差，焦虑烦躁明显。

（2）呼吸频率快，呼吸时耸肩、腹部肌肉随呼吸收缩、在病人身旁都可以听到响亮的喘鸣音。医学上的专业说法是：体格检查有辅助肌活动及三凹征，哮鸣音清晰并广泛存在，心跳快，缺氧。危重患者会出现完全不能讲话、嗜睡等症状，无法完全清醒地回答问题。

哮喘发作如不及时治疗会有灾难性后果，所以患者必须随身携带哮喘喷雾，喷后可正常呼吸。

五、哮喘急性发作该如何处理

（一）药物

哮喘发作有不确定性，一旦急性发作，支气管痉挛缩小，就如同天然气管被夹闭一样，气流量瞬间减少，燃气灶打不起火，火势变小甚至熄灭。对病人来说，此时的感受就是空气不够、憋气、断气，快要死掉了。所以患者应随身携带缓解哮喘发作的药物（常用的是沙丁胺醇），关键时刻这个不贵的吸入药会起到救命的作用。一旦出现哮喘急性发作，首先采用短效的支气管扩张剂来解除支气管痉挛。药物数分钟后就可以起作用。紧急处理后，再去医院解决后续的问题。

（二）情绪

不良情绪会加重哮喘的病情。哮喘急性发作时患者有明显的胸闷、气紧、呼吸困难的感觉，这往往导致患者烦躁不安、焦虑易怒。这些不良情绪会加重哮喘患者的病情。因此，出现哮喘急性发作时，患者要尽量保持镇静，不要惊慌失措、焦虑不安或是发怒。要解开上衣领口，松开裤带，避免胸腹受压，并减少不必要的活动，保持安静休息。若出现呼吸太快导致的口干症状，可以饮用温水。家属可以帮助患者找到最舒适的体位靠放身体，让患者呼吸大量的新鲜空气，并对烦躁焦虑的患者进行心理疏导。

救命药物这样使用：清除患者口鼻分泌物，保持呼吸道通畅，迅速准备好并使用解痉药物。可以吸入短效β2受体激动气雾剂（沙丁胺醇），每次2～4喷，如症状无缓解，可重复喷药。

六、哮喘发病因素

哮喘有很多发病因素，可以分为以下八种。

（1）吸入性致敏原：尘螨、宠物毛发、皮屑、霉菌、油漆等。

（2）冷空气。

（3）食物：海鲜、牛奶、鸡蛋、坚果等。

（4）吸烟。

（5）感冒。

（6）药物：阿司匹林、普萘洛尔、倍他洛克等。

（7）运动。

（8）情绪变化。

看似很多，实则都是导致过敏的因素。

七、如何预防哮喘发作

避免接触过敏原，如花粉、宠物、螨虫、病毒等。进行抗炎药物治疗，确保哮喘控制平稳。哮喘是一种慢性病，往往需要较长时间使用吸入支气管扩张剂或联合吸入激素药物控制症状。患者应保持身心舒畅，增强抵抗力。

八、哮喘患者必备常识

激素药物是治疗哮喘病的"万金油"，也是目前控制哮喘最有效的药物，如地塞米松、泼尼松、泼尼松龙、倍氯米松、布地奈德、氟替卡松、莫米松等。激素有吸入、口服、静脉注射等多种剂型，临床使用方便。很多不正规的医院就靠给病人吃激素，很好地控制哮喘而声名远扬，让哮喘患者一而再、再而三的成为"回头客"。口服激素便宜又方便，的确让很多哮喘患者难以割舍。但这不是治疗哮喘的正规方法。长期口服激素，病人会发生很多严重的并发症。医生一看这类病人就知道其是长期吃了激素的，因为长期吃激素的人会变肥胖，颜面会出现明显的毛发增多，浮肿、皮肤变薄。满月脸是典型的"激素脸"。脸变形是小事，更危险的是会出现严重的骨质疏松、消化道出血、血糖升高、感染扩散等副作用。一旦出现骨质疏松，患者容易摔跤骨折，也容易出现脊柱骨疏松、压缩性骨折，导致完全无法起床或站立等，生活质量受到严重的影响，悔之晚矣。

正确的使用激素方法如下。

静脉或口服药物急性发作期可以短期使用，一旦症状得到控制，应尽快减量至停药。可长期使用含有微量激素的雾化剂（两联或三联的吸入剂都含有吸入性激素）吸入激素。因为它剂量小、作用直接、抗炎效果好、全身反应低，所以可以长期使用而不用担心副作用。唯一需要注意的是要正确地吸入，吸入后用水漱口。所以，不要害怕激素，只要正确规范地使用激素，就无需担心毒副作用。

提醒：口服或静脉使用激素的副作用是低钙和引起胃出血，所以在口服或静脉使用激素时补钙和使用胃黏膜保护剂是很重要的哟！

九、雾化吸入剂

雾化吸入剂是每一个哮喘病人都应当熟练使用并随身携带的"朋友"及"战友"。

（一）沙丁胺醇

沙西胺醇是一种便宜的"神药"，有救命功效。它的地位就同冠心病的患者要长期携带的硝酸甘油一样。所有的吸入药物中，大家要记住只有沙丁胺醇是需要倒着使用的，临床上我们常常看见有的人立着用这个药物，这是不对也无效的。它是短效β2受体激动剂，可以在几分钟内起效，很快舒张支气管，缓解痉挛导致的支气管缩窄症状。每次吸入2～4喷，如症状无缓解，可重复喷药。在哮喘急性发作时，只有它是起效最快的，所以它是哮喘患者最应该随身携带的药物，以备不时之需。

缺点：因为便宜又有效，有的哮喘患者就长期只使用这一种药物，这是错误的。因为它通过激动气道的β2肾上腺素受体起作用，如果长期持续使用，受体一旦耐受就失效了。而且这个药有心跳加快、骨骼肌震颤、低钾血症的副作用。所以，这个药不宜长期使用，只能用于紧急发作时。

一般情况下，哮喘急性发作时吸入沙丁胺醇、噻托溴铵控制症状。门诊就诊时医生会根据患者病情建议使用吸入剂（两联或三联吸入剂），长期使用。

（二）茶碱类

氨茶碱、二羟丙茶碱等，有口服制剂和静脉药物两种剂型，是每一个住院哮喘患者几乎都使用过的药物，也是目前治疗哮喘的有效药物。它通过抑制磷酸二酯酶，提高平滑肌细胞内的环腺苷酸酶的浓度，拮抗腺苷受体，增强呼吸肌的力量以及气道纤毛清除功能，从而起到舒张支气管和气道抗炎作用。

副作用：恶心、呕吐、心律失常、血压下降及尿多，偶可兴奋呼吸中枢，严重者会出现抽搐。

（三）抗胆碱药物

抗胆碱药物通过阻断迷走神经通路，降低迷走神经张力而起到舒张支气管，减少黏液分泌的作用。异丙托溴铵（短效）主要用于哮喘急性发作的治疗，多与短效β2受体激动剂联合使用。临床上常用的商品是万托宁吸入剂。

噻托溴铵（长效）只有干粉吸入剂，主要用于哮喘合并慢阻肺以及慢阻肺患者的长期治疗。

（四）孟鲁司特（顺尔宁）

该药有成人的口服片剂，也有适合小孩的咀嚼片。白三烯调节剂通过调节白三烯的生物活性而发挥抗炎作用，同时可以舒张支气管平滑肌，是目前除激素外唯一可以单独应用的哮喘控制性药物，也可以与其他药物联合使用，尤其适用于阿司匹林哮喘、运动性哮喘和伴有过敏性鼻炎的哮喘患者。

不良反应轻微，如胃肠道反应，少数有皮疹、血管性水肿、转氨酶升高，停药即可恢复正常。

（五）抗IgE抗体

它主要用于经吸入药物后仍未控制且血清IgE水平增高的重症哮喘患者，费用较贵。使用方法是每两周皮下注射一次，持续3～6个月。

十、哮喘的控制水平分级

（一）急性发作期

急性发作期主要指喘息、气紧、胸闷或咳嗽等症状突然发生或症状加重，伴有呼气流量降低。分为轻度、中度、重度和危重四级。

轻度、中度：气短，可有三凹症，闻及响亮、弥漫哮鸣音，心率快。

重度：患者休息时感觉气短，喜欢坐着休息，只能发单字表达，常大汗淋漓、焦虑烦躁、呼吸很快。

危重：患者不能讲话，意识也不那么清醒，嗜睡。

（二）非急性发作期

非急性发作期又称慢性持续期，没有急性发作症状，但在相当长的时间内，患者仍有不同程度和频度的喘息、咳嗽、胸闷等症状。

十一、哮喘的教育与管理

一些呼吸病学专家认为，部分患者的期望值较低，不用去急诊就已经很满足了。事实上，控制哮喘不是需不需要去急诊的问题，而是患者晚上有时喘得睡不着。如果患者白天不能参加日常的体育活动，就是哮喘没有控制好。有些患者在家里休息时没事，出门稍微跑几步又会喘，也是没有控制好。

患者应了解哮喘的激发因素以避免诱因，熟悉哮喘发作先兆表现及相应的处理办法，学会在家中自行检测病情变化及进行评定，能在哮喘发作时进行简单的紧急处理，掌握正确的吸入技术，知道什么情况下应去医院就诊，以及和医生共同制定防止病情复发、保持长期稳定的方案。

预后：通过长期规范的治疗，哮喘可以得到良好的控制，成人大于80%，儿童可高达95%以上。轻症患者容易控制，病情重、气道反应性增高明显，出现气道重构，伴有过敏性的患者不易控制。若长期反复发作，可引起肺源性心脏病，加重病情和器官损害。

哮喘检查：一般情况下，哮喘发作时，医生用听诊器一听患者胸部就可以判断，这也并不是哪个医生很厉害，而是因为在肺部可以听到广泛的哮鸣音，呼吸音延长。只要是呼吸科医生，就都能做到。但对于一些没在发作期或不典型的哮喘，如咳嗽变异性哮喘或胸闷变异性哮喘，则需要做一些检查明确诊断。例如：①痰液涂片：可见较多的嗜酸性细胞；②肺功能检查：包括肺通气功能检测、支气管激发试验、支气管舒张试验、PEF及其变异率测定。这些检查都不贵，呼吸科医生在不能确定病情时可能会给病人开具。

哮喘必备常识：

（1）哮喘病无法治愈，但可以得到很好的控制。

（2）哮喘到呼吸科就诊，哮喘急性发作时可以去急诊科，医生一听诊肺部就诊断清楚了。

（3）哮喘病发作没有规律性，严重的可危及生命，随身携带沙丁胺醇很重要。

（4）吸入剂有很多种，根据病情在医生指导下使用1～3种药物。

（5）口服激素不能随便用，更不能长期私自购买使用。

（6）两种以上成分的吸入剂里含有微量激素并不可怕，吸后漱口很重要。

（7）治疗哮喘的常用口服药物有多种类型，可以联合使用。

（8）运动性哮喘，指在剧烈运动后出现哮喘症状，多发生于青少年，与气道缺水干燥，气道痉挛有关。

（9）阿司匹林哮喘：指口服阿司匹林等非甾体消炎药后出现哮喘症状。

（10）规范用药，评估病情，调整用药。

（11）避免接触过敏原、避免刺激性气体、避免受凉很重要。

第三节　糖　尿　病

糖尿病对于老百姓来说已经是一种常见的疾病了。随着社会经济的发展、生活水平的提高及生活方式的改变，糖尿病患者数量飞速增长。

然而，糖尿病早期的不痛不痒常常让人放松警惕，患者自以为没啥感觉，就不管不查，导致后面发生严重的并发症（高渗性昏迷、糖尿病肾病等），往往后悔莫及。民间还流传一种声音：糖尿病人一旦打了胰岛素就丢不脱，千万别打；吃不得西药，吃了就丢不脱。

一天笔者去查房，遇到一位76岁因肺部感染住院的婆婆，既往有糖尿病史。笔者问她如何控制血糖的，目前监测情况如何。那位婆婆痛心疾首地说："该莫打那个背时壳壳，别人说打了就丢不脱了，那嗯是就丢不脱了，停了就高得很。"真是不知道该如何说服她，老奶奶现在眼不花、腿不麻、肝肾功能都很不错，那不都是因为药物把血糖控制得好吗？看看对面床的中年男子，得了糖尿病，既不控制饮食又不遵医嘱，结果现在肾功能不全，双脚都要被锯掉了，这不是鲜明的对比吗？结果婆婆还怪保护了她的药物。笔者只能告诉她："婆婆，您幸亏用了胰岛素，血糖控制得好。有些病人得了尿毒症在透析，现在脚趾头都黑完了，双脚可能保不住了。"也不知道那位婆婆是否听得进去。

一、糖尿病的并发症

糖尿病对有些人来说感觉不明显，连"三多一少"（吃得多、喝得多、尿多，而体重减轻）的症状都没有，所以患者常常粗心大意，不重视，不治疗。可它的并发症一来，可就危险了。发生这些并发症都是要进医院住院的。

（1）高渗性昏迷。

（2）糖尿病酮症酸中毒。

（3）感染。临床见到的肝脓肿、肺脓肿患者，多数都有糖尿病基础。

（4）糖尿病肾病。严重的会发展为尿毒症。

（5）糖尿病神经病变。以手脚末端感觉异常为主，多表现为双足对称性麻木。

（6）糖尿病心脏损伤。糖尿病是冠心病、心衰诊断的危险因素。

二、糖尿病分型

（一）Ⅰ型糖尿病

多数Ⅰ型糖尿病患者发病年龄较小，胰岛素依赖，与遗传有关。一般需要使用胰岛素。

（二）Ⅱ型糖尿病

多数Ⅱ型糖尿病患者为中老年人，他们自身的胰岛素相对不足，但不一定需要胰岛素，可口服降糖药。

三、糖尿病的几个概念

要监测患者血糖，一般需要查空腹（进餐前）和进餐后两小时的血糖。如果血糖升高，则需要通过胰岛素释放实验（OGTT实验）进一步诊断。

（一）血糖正常

空腹血糖小于6.1 mmol/L，餐后两小时血糖小于7.8 mmol/L。

（二）糖尿病人的血糖

空腹血糖大于7.0 mmol/L，餐后两小时血糖大于11.1 mmol/L。

（三）空腹血糖受损

空腹血糖大于6.1 mmol/L，小于7.0 mmol/L。

（四）糖耐量异常

OGTT实验两小时静脉血中血糖大于7.8 mmol/L，小于11.1 mmol/L。

（五）低血糖

血糖小于2.8 mmol/L。

四、哪些病人需要打胰岛素

胰岛素由皮下注射，一般需要放在冰箱冷藏室里，携带不方便，所以很多病人选择口服降糖药物。但有部分病人则需要使用胰岛素控制血糖，如Ⅰ型糖尿病人；Ⅱ型糖尿病药物控制不佳的病人；如严重并发症、手术前后、严重感染期等的病人。

五、胰岛素有哪些种类

（1）短效：常规胰岛素、诺和灵-R、常规优泌林。

（2）中效：诺和灵-N、中效优泌林。

（3）长效：甘精胰岛素、精蛋白锌胰岛素。

（4）混合胰岛素：70/30优泌林、诺和灵-M。

医生会根据患者病情调整胰岛素用量和进行不同组合。

六、口服降糖药物有哪些

（一）促胰岛素分泌剂

（1）磺胺类：格列齐特、格列喹酮、格列吡嗪、格列苯脲等。

（2）非磺胺类：瑞格列奈、那格列奈。

（二）非促胰岛素分泌剂

（1）双胍类：二甲双胍。

（2）苷酶：阿卡波糖、伏格列波糖。

（3）噻唑烷：罗格列酮。

（4）二酮类：吡格列酮。

（5）DDP-IV抑制剂：西格列丁。

可以根据患者血糖情况单用或联用不同种类。

七、值得注意的几点

（1）得了糖尿病一定要控制住嘴，含糖多的食物不能吃。

（2）米、面类食物要少吃，肉和蔬菜可以吃。

（3）运动和饮食控制对肥胖体型的糖尿病有很好的效果。

（4）养成记录血糖的习惯，拿个本子记录自己的血糖，在看医生时会很方便。

（5）如果因种种原因没有吃饭或进食很少，降糖药物要减量或停药。

（6）如果身体出现大的变化，如近期运动量大，进食明显减少或生病，要监测血糖，调整用药。

（7）糖尿病控制得好只有一个标准：血糖控制在正常范围。

（8）对于70岁以上尤其是80岁以上的老年人，血糖控制可适当放宽，以避免低血糖的发生。

（9）要警惕低血糖症状，如头晕、冒冷汗、脚发软、站立不稳等。一旦发生，应立即进食或吃糖。

（10）糖尿病被纳入了特殊门诊，如果确诊糖尿病，有社保的患者可以到医院内分泌门诊咨询是否可以申请办理特殊门诊，如果办理了就可以报销很大一部分门诊费用，减轻家庭经济负担。

第四节　高血压病

随着科学技术的进步，大部分人已从高强度的体力劳动中解放出来；随着物质生活的日益丰富，人民的生活水平也逐步提高。既往的"富贵病"（高血压、糖尿病、高血脂）已流入寻常人家。高血压病已是日常生活中的常见病了，相信大家周围的亲戚朋友就有患高血压病的。

据中国高血压调查数据显示，我国18岁以上高血压患者约占23.2%，高血压患病人数已经达到3亿，平均每年新增300万人以上。高血压是导致心脑血管发病的第一危险因素，我国71%的脑卒中和54%的心肌梗死死亡与高血压有关。所以，我们非常有必要了解高血压的医学常识。

一、高血压的定义

高血压也称血压升高，是血液在血管中流动时对血管壁造成的压力值持续高于正常值的现象。高血压常被称为"无声的杀手"，是非常危险的，大多数患者是在没有任何症状的情况下发病的，是可造成大脑、心脏、血管、肾脏、眼睛等重要器官损伤的疾病。

（一）既往血压要求

在未使用降压药物的情况下，非同日三次测量诊室血压，收缩压（SBP，俗称"高压"）大于等于140 mmHg或舒张压（DBP，俗称"低压"）大于等于90 mmHg。

单纯收缩期高压大于 140 mmHg，低于小于 90 mmHg。

（二）病情不同血压要求也不同

现在，高血压病人去就诊，可能血压在 140 mmHg 医生也会说高了点，还需要加强控制。这是为什么呢？因为对于高血压患者来说，血压并不是降到 140/90 mmHg 就可以高枕无忧了，还要结合年龄和基础疾病的情况来控制血压。2020 年 5 月，国际高血压学会发布的《高血压实践指南》将目标血压进行了修订。

1. 单纯高血压患者的目标血压

年龄＜65 岁的患者，120/70 mmHg≤目标血压＜130/80 mmHg；

年龄≥65 岁的患者，目标血压＜140/90 mmHg。

2. 合并冠心病、脑卒中、慢阻肺、慢性肾病、糖尿病等患者的目标血压

目标血压＜130/80 mmHg，老年患者的目标血压＜140/90 mmHg。

3. 合并心力衰竭患者的目标血压

120/70 mmHg＜目标血压＜130/80 mmHg。

（三）高血压测量方法

1. 医院测量法

医院采用动态血压监测，门诊可以测量。患者需要到医院佩戴动态血压仪，可以进行正常的日常活动，24 小时后取下。

测量标准值：全天为 130/80 mmHg；白天为 135/85 mmHg；夜间为 120/70 mmHg。如果超过全天监测的平均值，则达到高血压的诊断标准。当达到诊断标准后，医生会根据患者高血压的分级及分层情况，为患者开降压药物。

2. 家庭自测法

患者在家可采用臂式全自动电子血压计进行监测。

（1）患者安静休息至少 5 分钟后，坐着测上臂血压，上臂应与心脏水平。

（2）首诊时应测量两侧上臂血压，以血压读数较高的一侧为准。

（3）对初诊高血压或血压不稳定的高血压患者，建议每天早晨和晚上都测量血压。

（4）血压控制平稳且达标者，可每周自测 1～2 天的血压，早晚各 1 次。

（5）最好在早上起床后、服用降压药后和排尿后等固定时间自测血压。

（6）详细记录每次测量血压的日期、时间以及血压读数。便于就医时提供详细数据。

二、高血压急症的危害

高血压早期无任何症状，部分人并不重视，只是间断服药或是在有症状时才服药，这是不对的。高血压尤其是高血压急症对身体到底有哪些坏处呢？

（一）脑血管意外

（1）脑出血。头痛、喷射性呕吐、意识障碍、偏瘫、失语等。

（2）脑梗死。失语、面舌瘫、偏身感觉障碍，肢体偏瘫、意识障碍、癫痫样发作等。

（3）蛛网膜下腔出血。

（二）高血压脑病

高血压脑病急性发作时患者会出现剧烈头痛、恶心、呕吐、意识障碍等症状。

（三）急性心力衰竭

呼吸困难、发绀、肺部啰音、心脏扩大、心率增快等。

（四）急性冠脉综合征

急性胸痛、胸闷、心悸，心电图有典型的心肌缺血表现，心肌酶学检查值升高。

（五）急性主动脉夹层

撕裂样胸痛，波及血管可伴有周围脉搏的消失。

（六）肾功能不全

少尿、无尿、蛋白尿、血肌酐和尿素氮升高。

（七）眼底改变

眼底出现视神经盘水肿、视网膜出血和渗出。

（八）先兆子痫和子痫

孕妇在妊娠高血压疾病基础上出现蛋白尿和水肿，伴头晕、头痛、视物模糊、上腹不适、恶心等症状。子痫患者可出现抽搐或昏迷。

三、什么年龄开始关注血压

高血压病在中老年人群中常见，但高血压不是老年病。现实生活中一些年轻人也患有高血压。18岁以上的成年人应该具备血压监测的意识并学会判断血压。只不过对于45岁以上的男性和55岁以上的女性来说，他们已经进入高血压发生的高风险年龄，更加需要注重血压监测。

四、引起高血压的诱因

（一）不良生活习惯

1. 高盐饮食

长期高盐饮食，口味过重可以引起血压升高。高血压患者要限制盐的摄入，一般每天不超过6克。

2. 超重与肥胖

肥胖是导致高血压的重要因素之一。中青年肥胖者血压易偏高。长期缺乏锻炼、极少体力活动是导致高血压的原因。

3. 饮酒熬夜

经常喝酒、常常熬夜的人，持续处在生物钟紊乱的状态中，容易患高血压。

心理压力过大，长时间处于高压的精神状态，思虑过多、情绪激动等会使内分泌系统调节异常，导致心跳加快，血管压力增加，血压升高。

（二）年龄及家族病史

1. 年龄

中老年是高血压的高发年龄，女大于55岁，男大于45岁。

2. 家族病史

遗传因素对高血压的发病也有重要作用。父母患有高血压，其子女发生高血压的可能性也明显增高。在所有高血压患者中，遗传背景占比较高。

五、诊断

（1）确立高血压诊断和血压水平分级。

（2）区分原发性或继发性高血压。

（3）对高血压病因进行鉴别诊断，并综合评估患者的心脑血管疾病风险程度，来指导诊断与治疗。

六、病史

（1）家族病史：有无高血压家族史，一级亲属是否有心脑血管病病史。

（2）病程：初次发现或诊断高血压的时间。

（3）高血压治疗过程：说明降压药物的种类、剂量、疗效及有无不良反应。

（4）既往疾病史：有无脑卒中或一过性脑缺血、冠心病、心力衰竭、心房颤动、外周血管病、糖尿病、痛风、血脂异常、肾脏疾病和性功能异常等症状及治疗情况。

（5）临床症状：头痛、头晕、恶心、颈项强直以及夜尿多、无力、发作性软瘫等；阵发性头痛、心悸、多汗；打鼾伴有呼吸暂停和胸闷气短等可疑继发性高血压的症状。

（6）生活方式：盐、酒及脂肪摄入量，吸烟、活动量，体重及睡眠等。

（7）社会心理因素：包括家庭情况、工作环境、工作和生活经历、文化程度以及有无精神创伤史等。

七、高血压的治疗

（一）生活方式干预

（1）减少钠盐摄入（<6g/d），增加钾摄入。

（2）合理膳食。

（3）控制体重。BMI<24 kg/m²；腰围：男性小于90 cm；女性小于85 cm。

（4）不吸烟，同时避免被动吸烟。

（5）不饮或限制饮酒。

（6）增加运动。中等强度有氧运动每周4~7次，每次持续30~60分钟。

（7）减轻精神压力，保持心理平衡和良好的睡眠。

（二）药物治疗原则

（1）起始剂量：一般患者采用常规剂量，老年患者采用较小的治疗剂量。

（2）长效降压药物：优先选用长效降压药物，有效控制24小时血压，预防心脑血管并发症。例如，使用中、短效制剂，每天2～3次，以平稳控制血压。

（3）联合治疗：对收缩压≥160 mmHg或舒张压≥100 mmHg、收缩压高于目标血压值20 mmHg或舒张压高于目标血压值10 mmHg或高危及以上患者，单药治疗2～4周后仍未达标的应联合降压治疗。

（4）个体化治疗：应根据患者并发症的不同和药物疗效，以及患者个人意愿和长期承受能力，选择适合患者个体的降压药物。

（5）药物经济学：高血压须终身治疗，应考虑成本和效益。尤其是对一些经济条件有限的患者，如果使用进口药或新型药，往往导致患者不能坚持。在能达到控制血压目的的情况下，应优先选择费用低的降压药品。

八、降压药应用的基本原则

降压药物一般分为五大类，均可作为初始治疗用药。应根据患者的类型、并发症，选择针对性药物进行个体化治疗。要根据血压水平和心血管风险选择初始单药或联合治疗，可运用以下药物。

（1）钙通道阻滞剂（CCB）。

（2）血管紧张素转换酶抑制剂（ACEI）。

（3）血管紧张素Ⅱ受体拮抗剂（ARB）。

（4）利尿剂：呋塞米、托拉塞米、螺内酯、布美他尼、氢氯噻嗪等。

（5）β受体阻滞剂：美托洛尔。

九、特殊年龄及并发症的高血压

65～79岁的普通老年人，收缩压≥140 mmHg或扩张压≥90 mmHg时可考虑药物治疗，如能耐受，可进一步降低血压：120/70 mmHg≤目标血压值＜130/80 mmHg。大于等于80岁的老年人，收缩压≥160 mmHg时开始进行药物治疗。

（一）高血压合并卒中

病情稳定的合并卒中患者，收缩压≥140 mmHg或舒张压≥90 mmHg时应启动降压治疗，降压目标值为130/80 mmHg。急性缺血性合并卒中并准备溶栓者的血压值应控制在180/110 mmHg以下。急性脑出血患者的降压治疗：收缩压＞220 mmHg时，应积极使用静脉降压药物降低血压；收缩压＞180 mmHg时，可使用静脉降压药物控制血压，160/90 mmHg可作为参考的降压目标值。

（二）高血压合并冠心病患者

可将140/90 mmHg作为合并冠心病的高血压患者的降压目标值，如能耐受，可将血压降至130/80 mmHg以下，应注意舒张压不宜降得过低。稳定性心绞痛的降压药物应首选β受体阻滞剂或CCB。

（三）高血压合并心力衰竭

对于高血压合并心力衰竭的患者，推荐的目标血压值范围为：120/70 mmHg＜目标血压值＜130/80 mmHg。高血压合并射血分数降低的慢性心力衰竭患者首选ACEI（不能耐受者可用ARB）、β受体阻滞剂和螺内酯。

（四）高血压合并肾脏疾病

慢性肾脏病患者的降压目标为：无白蛋白尿者的血压值小于140/190 mmHg，有白蛋白尿者的血压值小于130/80 mmHg。建议18～60岁的慢性肾脏病合并高血压患者在收缩压大于等于140 mmHg或舒张压大于等于90 mmHg时启动药物降压治疗。慢性肾脏病合并高血压患者的初始降压治疗应包括一种ACEI或ARB，单独或联合其他降压药，但不建议ACEI和ARB联合使用。

（五）高血压合并糖尿病

糖尿病患者的降压目标为血压值小于130/80 mmHg。收缩压在130～139 mmHg或者舒张压在80～89 mmHg的糖尿病患者，可进行不超过3个月的非药物治疗。如血压仍不能达标，则采用药物治疗。收缩压≥140 mmHg或舒张压≥90 mmHg的患者，应在非药物治疗的基础上立即开始用药。伴微量白蛋白尿的患者应立即使用药物，首选ACEI或ARB；如需联合用药，应以ACEI或ARB为基础。

十、高血压急症的处置

应持续监测患者的血压及生命体征，去除或纠正引起血压升高的病因，酌情使用有效的镇静药以消除患者的恐惧心理。尽快使用合适的降压药（临床使用较多的是静脉硝普钠、乌拉地尔或硝酸甘油）。

降压速度：初始阶段（1小时内）血压控制的目标为平均动脉压的降低幅度不超过治疗前水平的25%；随后2～6小时内将血压降至较安全水平，一般为160/100 mmHg左右。经过初始静脉用药使血压趋于平稳后，可开始口服药物，将静脉用药逐渐减量至停用。

十一、预防高血压的小妙招

（一）放松心情

一些人处在高强度的工作、高压力的生活中，应调整情绪、放松心情，劳逸结合，学会舒缓和转移自己的压力，养成积极乐观的心态。这样有助于身心健康，也有利于预防高血压。

（二）注意睡眠

良好的睡眠习惯可以使人心情舒畅，精神焕发。长期坚持良好的作息对于血压的稳定非常有用。

（三）饮食健康

少吃高盐、高脂、辛辣食物，多吃高纤维素蔬菜，如茄子、洋葱等。少吃动物的内脏，防止肥胖和动脉粥样硬化的发生。少吃油炸食物可以预防高血压。

（四）增强锻炼

增强体质，每天进行体育运动，适量的运动能够增强体质、增加免疫力、防止发胖，同时也能增强心血管功能，降低血管的紧张度，有利于血压的稳定。

（五）定期监测

成年人要定期进行体检，关注血压。中老年人要对血压监测得勤一些。有高血压的人，最好每天早晚各测一次血压。这样有利于把血压控制在正常范围内。

第五节 吐 血

一、吐血的定义

电视剧中常出现这样的场景：剧中人物突然得知令人震惊的消息时，血气上涌，一口鲜血喷出，倒地不起；或是某女演员突然咳嗽，用手中娟帕一捂，偷偷一瞧，满是鲜红。

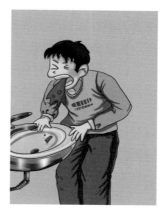

事实上，任何人一旦从口里吐出血了，都会非常紧张，一般都会立马到医院救治。但出血到底是从哪里来的呢？患者基本都不知道。从肺上来的血在医学上称为"咯血"；从消化道来的血在医学上称为"呕血"。如果自己有一个初步的判断，就知道到医院时该挂呼吸科还是消化科，避免弄错。如果出血量大建议直接到急诊。可以通过以下症状自行判断或帮助亲友判断血的来源。

（1）吐血伴随咳嗽、咯痰等呼吸道症状，吐出的血里带泡沫样痰液，这种是咯血，考虑肺部病变的可能性大。

（2）吐血伴随恶心、呕吐、腹泻等消化道症状，大便呈黑色或红色，这种是呕血，考虑急性上消化道出血的可能性大。

二、以呼吸道为来源的吐血（咯血）

（一）肺炎

对于出现咳嗽、咯痰、发热，偶伴胸闷、气紧的患者，如果出现痰中带血或直接咯血，可能要考虑肺炎。

（二）肺结核

肺结核患者常常有咳嗽、咯痰、发热、食欲缺乏（胃口差）、消瘦等症状。典型的肺结核患者有发热症状，一般为中到低度发热（39摄氏度以下）；下午或晚上发热多汗（潮热盗汗）。时间较长，一般抗感染治疗无效。

1. 检查方式

肺结核比较难诊断，痰涂片查抗酸杆菌是最简单、最便宜的诊断方法，但临床上在痰液里很难查到抗酸杆菌，除非患者肺部病变已经比较严重。其他辅助检查：结核菌素实验，纤维支气管镜查X-PERT，灌洗液DNA。

2. 治疗方式

由于肺结核属于呼吸道传染病，普通医院没有资格收住院或开药。所以患者只能在医院感染科或传染病医院开药。

3. 注意点

（1）结核药物目前只有几种，如果不遵医嘱，随意停药、减量，不规范用药，发生耐药性的概率会很高，所以不能随意停药。

（2）肺结核是一种呼吸道传染病，病员一定要佩戴口罩，不要乱吐痰，避免接触婴幼儿。

（3）结核病治疗时间长，疗程一般至少在半年以上，需坚持服药，定期复查。

（4）结核药物最严重的副作用是肝功能不全，服药期间一旦出现厌油、恶心、皮肤黄染等症状，一定要到医院就诊，警惕肝功能出现问题。一旦出现问题一定要听从医生的治疗建议。

（三）肺癌

肺癌患者也常出现咯血症状。对于一些高危人群，尤其是中老年男性和吸烟人群更要警惕。对于咯血患者，医生最先做的检查就是肺部CT，如果发现团块影，就会怀疑是肿瘤。胸片或胸部CT结果如果是肿瘤待排，就需要进行纤维支气管检查、取病理活检、胸部增强CT检查、血查肿瘤标记物等明确诊断。值得注意的是：

（1）任何影像学检查都不能百分之百确定肿瘤；

（2）病理检查（取组织）是诊断肿瘤的"金标准"；

（3）肺癌手术治疗是优先的选择；

（4）肺癌分很多种，部分需进行免疫组化检查才能决定治疗方案。

（四）咽炎或支气管炎

由于咽炎或支气管炎患者咳嗽较剧烈、咳嗽时间长，导致其咽部或支气管黏膜受损，会出现痰中带血。一般咯血量少。

（五）鼻出血

鼻出血如果发生在夜间，可能导致鼻血倒流至口腔，出现吐血症状。这种患者鼻部有炎症或出血，或由于牙龈炎导致出血。这类患者一般都有相关病史，仔细一问，不难鉴别。

三、以消化道为来源的吐血（呕血）

呕血一般为消化道疾病的急性症状，说明患者消化道内部某部位有出血，需要立即就医处置。引起呕血的常见疾病有以下六种。

（1）消化性溃疡，约占上消化道出血原因的一半，其中十二指肠溃疡几乎又占到消化性溃疡的2/3。此类疾病在发生呕血症状前患者一般先有长期较规律的上腹部疼痛、反酸、嗳气等症状。

（2）门静脉高压引起食管、胃底静脉曲张破裂出血，可继发于肝硬化、肝癌、门静脉狭窄或血栓形成、肝静脉阻塞综合征等。

（3）急性胃黏膜病变，包括应激性溃疡及急性糜烂性胃炎。

（4）胃癌及食管癌。

（5）其他消化性疾病，如食管及贲门撕裂症、十二指肠憩室、胆管疾病。

（6）全身性疾病如血液病、心血管病、尿毒症等。当病因未明时，也应考虑一些少见疾病，如平滑肌瘤、血管畸形、血友病、原发性血小板减少性紫癜等。

四、什么是大呕血

大呕血是指一次性呕血量在800毫升以上或达到循环血容量的20%。正常人的血容量大概相当于体重的7%～8%，当出血量达循环血容量的20%以上时，会有冷汗、四肢厥冷、心慌、脉搏增快等急性失血症状；若出血量在循环血容量的30%以上时，则有神志不清、面色苍白、心率加快、脉搏细弱、血压下降、呼吸急促等急性周围循环衰竭的表现。生活中，我们很难精确地进行呕血量的测算和观察，一般出现连续的大口呕血并伴有不适症状就可以判断为大呕血，此时应立刻就医或者拨打急救电话120。

五、呕血自救

如果呕血症状出现，首先不要紧张，应仔细确认是不是呕血，注意呕出物的性状，估计出血量，如果出血量大，应拨打急救电话120。在急救车到来之前，采取一些急救措施，具体如下。

（1）让患者静卧，消除其紧张情绪，注意保暖。

（2）取头低脚高位，可在脚部垫枕头，与床面呈30度角，这样有利于下肢血液回流至心脏，保证大脑血供。

（3）呕血时，患者的头要偏向一侧，以免将呕吐物误吸入气管。

（4）患者的呕吐物或粪便要暂时保留，粗略估计其总量，有条件的话拍照留证以方便医生鉴别，并留取部分标本待就医时化验。

（5）少搬动患者，更不能让患者走动，同时严密观察患者的意识、呼吸和脉搏。

（6）吐血时，不能饮水，可口含冰块，并将冷水袋敷在上腹。

第六节　乙　　肝

对于乙肝大家并不陌生，以前单位入职都会查乙肝。如果查出乙肝，应聘者往往会被单位以传染病为由，拒绝录取，导致很多乙肝病毒携带者就业受阻。经过国家专业部门的调研论证，乙肝病毒携带者并不会在日常生活中传播病毒。目前我国已经不允许乙肝就业歧视。我们常常说的病毒性肝炎很大一部分指乙肝。有的老百姓误以为具有传染性的肝炎就是乙肝。其实，病毒性肝炎有甲肝、乙肝、丙肝、戊肝等多种。但乙肝是最常见的一种肝炎，所以更多地被大家所熟知。

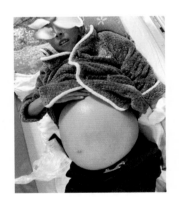

一、乙肝的危害

乙肝是目前世界上流传最广泛、危害最严重的一种传染病。它是乙型肝炎病毒（HBV）引起的肝脏炎性损害。大部分乙肝患者在急性期经过治疗能够痊愈，其中一部分可发展为乙肝后肝硬化甚至肝癌。极少数病例病情发展迅猛，肝细胞大量坏死，成为重症肝炎，危及性命。

二、乙肝分类及定义

（一）乙肝的分类

1. 急性肝炎

急性肝炎一般起病较急，有轻重不等的症状，如黄疸、厌油、食欲缺乏、恶心、呕吐等症状。一般病程在半年内。治疗后多数人的表面抗原多在半年内消失，少数可变成慢性乙肝。

2. 慢性乙肝

病程超过半年的称为慢性肝炎。症状轻重不等，病程迁延较长，反复发作。

对于一个没有乙肝病史的人来说，如果没有近期乙肝的检查化验对比，首次发病时很难判断是急性乙肝还是慢性乙肝。

3. 重型乙肝

重型乙肝病情发展迅猛，乙肝症状非常严重，如不积极抢救，会很快发展为肝衰竭，可危及生命。

应特别注意的是：如果没有症状和体征，肝功能正常，只有表面抗原阳性，不论是大三阳或是小三阳，也不论 HBV-DNA 是否为阳性，均为乙肝病毒携带者。他们占乙肝感染者的大多数。但值得注意的是，有的人虽然没有任何症状，甚至肝功能也是正常的，但肝脏依然存在慢性炎症。如果不治疗，最终可发展为肝硬化。所以，对于乙肝病毒携带者要进行长期的、动态的观察，才能做出准确的判断。一般在医院挂号时就选感染科。

（二）与乙肝病毒感染（HBV）有关的专业称呼

1. 急性 HBV 感染

患者既往无 HBV 感染。急性 HBV 感染者会出现一过性血清谷丙转氨酶（ALT）升高、表面抗原（HBsAg）阳性、抗 HBc-IgM 阳性、半年内抗 HBs 抗体转阳、HBsAg 转阴等症状。

2. 慢性乙型肝炎

慢性乙型肝炎指慢性 HBV 持续感染伴有活动性肝病。

3. 乙型肝炎肝硬化

乙型肝炎肝硬化是慢性乙型肝炎发展的结果。患者肝组织学表现为弥漫性纤维化及假小叶形成，两者必须同时具备才能作出肝硬化的病理诊断。临床上常由腹部 CT 检查发现。

4. 失代偿期肝硬化

肝硬化失代偿会导致患者食管胃底静脉曲张破裂出血，出现呕血及便血症状、肝性脑病、腹水等严重并发症。多有明显的肝功能失代偿表现，如低蛋白血症、转氨酶异常、凝血功能异常等。

5. 暴发性乙型肝炎

暴发性乙型肝炎是一种严重类型的急性乙型肝炎，存在肝衰竭等并发症，严重威胁患者生命安全。

三、乙肝肝硬化失代偿导致哪些并发症

乙肝肝硬化失代偿常见并发症有以下几种类型。

（一）消化道出血

在医院感染科或消化内科常常可以见到此类病人。很多病人是因为食管胃底静脉破裂出血，临床出现反复呕血、便血入院。

这类患者的特点是血管性出血，出血量大、出血不易停止、易反复。消化道出血是导致患者死亡的最主要原因。静脉曲张出血较一般的胃十二指肠溃疡、胃癌出血更迅猛。胃镜检查可见食管胃底曲张的静脉。

目前一般采用药物治疗（如PPI、生长抑素、止血药等），最重要的是胃镜下血管套扎或硬化治疗。但肝硬化导致门静脉高压的诱因没有去除，因此后面又会出现静脉曲张，需要反复做套扎或硬化治疗。另外一种方法是介入治疗法，即在肝脏与门静脉之间搭建一个通路，降低门静脉压力，从根本上解决静脉曲张，但它费用较贵。另外由于血液没有通过肝脏解毒，部分患者易出现肝性脑病反复发生，甚至出现意识障碍、胡言乱语、站立不稳、陷入肝性昏迷等症状。其他方法就是手术治疗，因为介入治疗的微创性，目前门体分流开腹手术相对以前少一些了。

（二）腹水

部分乙肝病人主要的临床表现为腹水。临床上往往会看到这样的情形：一个中年男性，因大量腹水积聚在腹腔，导致整个腹部像快临产的孕妇肚子一样。因为长期的慢性疾病，患者全身肌肉少，显得很消瘦，看着头小四肢小，就中间一个胀鼓鼓的肚子，非常不协调。病人自身感受非常痛苦，因为腹胀，坐卧难安、无法进食。这类患者往往需要长期口服利尿剂（如呋塞米、螺内酯），补充蛋白，甚至需要腹腔穿刺引流。但腹水形成的源头无法

遏止，引流后很快又会长起来，如此反复，给病人带来极大的痛苦。

（三）乙肝后肝癌

乙肝后肝癌通过查血 AFP、腹部 CT、腹部增强 CT 基本可以确诊。肝癌是恶性程度很高的一类肿瘤性病变。由于肝脏血流丰富，很容易出现肝内或周围转移，往往发现已是晚期，一般肝癌患者的生存期都较短。乙肝肝硬化后肝癌患者因为肝脏本身损伤，无法进行切除手术治疗，治疗方法以肿瘤科进行放疗化疗为主。

（四）其他

肝硬化病人往往会出现脾大，脾大可能导致脾功能亢进，出现血细胞破坏吞噬过多，血小板减少等并发症。如果出现巨脾或其他严重后果，可以采取脾脏切除方式进行治疗。肝脏是一个大的解毒工厂和加工工厂，失代偿期后会出现肝功能异常，如慢性肝衰竭、凝血功能异常等并发症，患者可能需要输凝血因子、补充白蛋白、血浆置换等。

四、乙肝传播途径

（一）体液传播

带有乙肝病毒的血液、唾液、精液和阴道分泌物等通过易感者的皮肤、黏膜的破损处进入人体。乙肝病毒不经过粪–口传播，也不经过呼吸道和消化道传播。因此，日常生活、工作、学习时的接触，一般不会传染乙肝病毒。例如：握手、拥抱、同住、共厕等无血液暴露的接触，不会传染，但修足、文身、扎耳洞、共用剃须刀和牙刷等，容易导致传染。

（二）母婴传播

母婴传播主要发生在生产期前后，多为在分娩时婴儿接触乙肝病毒阳性母亲的血液和体液传播。这也是医院给新生儿马上打乙肝疫苗的原因。随着乙肝疫苗联合乙肝免疫球蛋白的使用，母婴传播已大为减少。

（三）医源性传播

医源性传播指经血液和血制品传播，包括以下几种：经输血（如全血、红悬、血浆、血清及其他血制品）后所引起的乙肝；未经严格消毒的医疗器械、侵入性操作及手术、不安全注射特别是毒品注射等；还有就是医护人员意外暴露。

五、检查方法有哪些

（一）生化检查

1. 转氨酶检查

转氨酶检查包括谷丙转氨酶（ALT）和天门冬氨酸转移酶（AST）检查。血清 ALT 和 AST 水平可反应肝细胞损伤程度，因此最为常用。

2. 血清胆红素检查

血清胆红素检查通常与肝细胞坏死程度有关。肝衰竭患者血清胆红素通常较高，且呈上升的趋势。

3. 凝血酶原时间（PT）及 PTA 检查

PT 是反映肝脏凝血因子合成功能的重要指标，PTA 是 PT 测定值的常用表示方法，PTA 下降至 40% 以下是肝衰竭的重要标准之一。两者对判断疾病进展和预后有较大的价值。

4. 人血白蛋白检查

人血白蛋白反映肝脏合成功能。慢性乙型肝炎、肝硬化和肝衰竭患者的人血白蛋白下降明显。

（二）乙肝两对半检测

1. HBsAg 和 HBsAb 测定

血清 HBsAg 在疾病的早期出现，HBsAg 阳性是 HBV 感染的主要标志。血清 HBsAb 阳性，是 HBV 感染恢复的标志。注射乙肝疫苗后，HBsAb 出现阳性，表示已获得对 HBV 的特异性免疫。

2. HBcAg 和 HBcAb 测定

血清 HBcAb 阳性，表示患者感染过 HBV，可能为既往感染也可能为现在感染。在血清中一般不能检测出 HBcAg。两对半的称呼可能也因此而来。

3. HBeAg 和 HBeAb 测定

血清 HBeAg 阳性，表示有 HBV 在复制，在 HBV 感染的早期出现。HBeAb 阳性是既往感染 HBV 的标志。

（三）血清 HBV-DNA 的检测

两对半是 HBV 的定性检测，而血清 HBV-DNA 就是 HBV 的定量检测。

HBV-DNA 不仅可以用于 HBV 感染的诊断，还可以作为检测乙肝疗效的判断依据。

（四）影像学检查

肝脏B超、弹性超声、CT等检查对早期肝癌、肝胆疾病的诊断和鉴别有重要意义。

（五）肝组织学检查

通过肝组织学检查（肝脏穿刺检查）可以了解肝脏炎症和纤维化程度，它对抗病毒药物的选择、疗效评估、预后预测有重大意义。

六、乙肝的治疗

目前，乙肝的治疗主要是药物治疗。在病毒量达到治疗需要时（一般指出现了并发症或病毒量在103以上），感染科医师会建议患者口服抗乙肝病毒药物，例如：恩替卡韦、替诺福韦、丙酚替诺福韦等。但要特别注意：一定要评估自己是否能坚持下去，因为一般乙肝病毒药物要服用很长的时间，甚至终生服药，有耐药性时还可能需要换药。患者一定要到感染科由专科医生检查评估后再停药，千万不得擅自停药。一些患者口服药物一段时间后，自我感觉没有问题就私自停药，最后导致乙肝病毒反弹或急性肝衰竭等严重后果。

得了乙肝是不幸的，但在不幸中也应庆幸有药可医。乙肝治疗周期长，药物单价昂贵，往往给患者及其家庭带来沉重的经济负担，但现在国家实行了药品集采，乙肝药物价格已大幅下降，所以不必担心价格。到感染科找医生就医，医生会根据患者的病情给予专业的指导。

第七节　癔症的胸痛和胸闷

近年来，随着社会竞争压力以及学习压力的增大，心理方面疾病的发生率越来越高。癔症属于一种心身疾病，是一种比较常见的精神类疾病。多见女性发病，好发于16～30岁，也被称为歇斯底里。这类疾病一般突然起病，病情容易反复，多次发作。因此它不仅会降低患者的学习和生活质量，还会给其家庭带来很大的压力以及经济负担。这类患者要尽早发现，尽早治疗，不然可能出现严重后果。

一、癔症的定义

癔症，又称分离转换性障碍、歇斯底里，是一种由明显的精神因素刺激，如重大事件、内心冲突、情绪激动、自我暗示，所导致的精神障碍。癔症所致精神障碍分为两类：一类以分离症状为主，另一类以转换症状为主。分离症状主要表现为对自我身份的识别和对过去的记忆部分或者完全丧失。转换症状主要表现为在遭遇到无法解决的问题或者冲突时产生的不愉快心情被转化为躯体症状。简单来说就是这种不愉快的心情被转化为身体上的各种不适，包括胸痛、胸闷、呼吸困难、腹痛、呕吐等，但是各种检查结果均表明患者并无器质性病变。

二、临床表现

癔症的临床症状多种多样，主要有以下几种表现。

（1）运动功能障碍：如瘫痪、不自主运动，或语言功能障碍。

（2）感觉功能障碍：如突然听不见、看不见，或者失去知觉。

（3）意识状态改变：如神志不清、呼之不应等症状。

（4）假性痴呆。

（5）内脏及自主神经功能障碍：如呕吐、打嗝等。

（6）躯体症状：表现为多系统症状，如胸痛、胸闷、呼吸困难、腹痛、腹胀、头疼等。

三、易患人群

1. 情绪管理较差的人

情绪不稳定的人容易受到外在环境的影响，情绪起伏不定，急躁，容易走极端，以自我为中心，不容易接受别人的意见。例如，一些人觉得自己对别人好，得到的回报却很少，因此觉得别人对他不好，他们认为自己的付出就应该得到等价的回报，往往因想不通而情绪出现波动。有些患者就因为别人的一句话就认为别人对自己不好，因为没有得到想要的回报就变得情绪不稳定；有些患者过于理想化，活在想象中，当现实跟想象出现差距时，就接受不了，情绪变得不稳定。这类人就容易出现心态失衡，易患癔症。

2. 性格内向的人

性格过于内向的人，不愿意与人交流，存在社交恐惧感，在与人交流中容易紧张，甚至存在自卑心理。因为不能有效与人交流、沟通，情感无处宣泄，心理压力越来越大，神经紧绷，最终导致情绪失控、崩溃。

3. 性格偏执的人

性格偏执的人在生活中常常被认为是"一根筋"。他们主要的心理特点是敏感多疑，爱钻牛角尖，自以为是，易情绪化，认定的观点极难改变。这类人很难相处，其家庭成员、同事及邻居常常远离他们，久而久之他们的性格会越发古怪、偏执，容易产生极端行为，导致癔症发生。

4. 青春期或更年期女性

青春期或者更年期女性往往因为体内激素的变化，对于情绪的管理及外界环境的适应能力下降，遭受刺激时，容易诱发癔症。

四、癔症发作的诱因

（1）紧张、恐惧：紧张、恐惧是诱发该病的重要因素。

（2）各种不愉快的心情：如愤怒、委屈、悲伤等。

（3）精神创伤性刺激：精神遭受重大打击，或者气愤、悲伤的情绪无法排泄，常常会导致癔症的发生。

五、鉴别癔症与精神分裂症

癔症和精神分裂症容易被混淆，不好区分，但两者还是有区别的。癔症由情绪因素所诱发，存在明确的情感诱发因素，易在重大刺激后发作。精神分裂症是无明确诱发因素的重性精神病。临床上的症状形式多样，主要表现为妄想、精神或行为异常，患者往往不承认自己有病。

六、癔症治疗方法

1. 暗示疗法

该治疗方法是治疗癔症的有效方法，特别适用于急性发作的患者。在患者清醒状态下，通过对其进行语言暗示，或配合理疗、针灸、按摩等治疗方式，可取得良好的治疗效果。但对病情较长、病因未明的患者治疗效果较差，对这类患者往往要用药物或催眠疗法协助治疗。

2. 催眠疗法

在催眠状态下，可以重现患者曾经所遭受的精神创伤，使其压抑的情绪能够得到发泄，从而达到消除症状的目的。

3. 解释性心理疗法

心理治疗师可以引导患者认识自身的性格缺陷，告诉患者克服性格缺陷的方法，使其能正确面对精神因素的刺激，避免再次发病。

4. 分析性心理疗法

该疗法旨在探寻患者的无意识动机，引导患者认识无意识动机对身体的危害，并消除无意识动机。

5. 行为疗法

行为疗法适用于暗示疗法无效，存在肢体或者语言功能障碍的患者。主要采取循序渐进、逐步强化的方法对患者进行功能训练，恢复患者的器官功能。

6. 家庭疗法

家庭疗法是指当疾病影响到患者与其家人的关系时，需要其家人参与到治疗之中，让患者感受到家庭的温暖，可帮助患者早日康复。

7. 对症治疗

如果患者存在焦虑、抑郁等症状，可给予抗焦虑或抑郁治疗；肢体障碍的患者，可给予针灸、按摩等理疗治疗。

七、癔症预防

癔症是能够预防的。预防癔症的关键在于养成良好的性格，避免性格缺陷。一个人的性格形成非常复杂。后天的一些不良影响因素，是导致儿童性格障碍和行为障碍的重要因素。最常见的不良影响因素包括：童年时期遭受精神创伤，不和谐的家庭关系，父母极端的教育方法，以及外界环境的不良影响，等等。因此，我们必须重视儿童和青少年的身心健康。

早发现，早治疗。儿童时期的精神行为异常，常常表现为：孤僻、迟钝、爱冲动、好动等。如果早期能得到及时、正确的治疗，很多患者的癔症是可以避免的。

八、如何为癔症患者提供帮助

1. 帮助患者找到诱发因素

癔症只是一种心理疾病，并无神经系统器质性病变，要安慰、开导患者不要害怕，取得患者的信任，帮助其找到诱发因素。

2. 缓解患者紧张、焦虑的情绪

要让患者保持镇静，为其提供一个安静、舒适、轻松的环境，避免喧闹。

3. 缓解压力

尽可能卸掉患者所承受的压力，引导其正确看待自己，正确对待自己的人生。

4. 安慰治疗

找"最好"的医生开"最好的"药物，并告诉患者这是"灵丹妙药"，以达到缓解和消除癔症的目的。

5. 情感付出及加强看护

癔症患者需要更多的关爱，因此，患者家人需要付出更多的情感，让患者感受到爱，同时对这类患者要加强看护，避免意外发生。如果症状严重必须及时就医。

第八节　上消化道大出血

上消化道大出血是上消化道及全身疾病常见的严重并发症之一，如不及时诊治，易致高龄、有严重伴随病的患者死亡，病死率约为10%。因此，迅速确定病因和出血部位，准确估计出血量并及时处理，对预后有重要意义。

一、定义

上消化道出血（UGIH）是指十二指肠悬韧带以上的消化道（食管、胃、十二指肠、胰腺、胆道）疾病引起的出血，也包括胃—空肠吻合术后的上段空肠等部位的病变引起的出血。上消化道出血分为食管胃静脉曲张出血与急性非静脉曲张性上消化道出血。上消化道大出血一般指在数小时内失血量超过1000 mL或循环血量的20%以上；或一次出血量在500 mL以上，出现直立性头晕，心率>120次/分，收缩压<90 mmHg，或比原来基础血压低25%以上；或24小时内需输血2000 mL以上；或1~2天内血红蛋白（Hb）＜70 g/L，红细胞计数（RBC）＜$3×10^{12}$/L，红细胞比容＜0.25 L。

二、病因

1. 上消化道疾病

①食管疾病：如食管癌、食管炎、食管贲门黏膜撕裂综合征、食管裂孔疝、食管器械损伤、食管化学损伤等；②胃、十二指肠疾病：如消化性溃疡、急性糜烂出血性胃炎或十二指肠炎、胃癌、胃血管异常、胃手术后病变、胃黏膜脱垂、胃黏膜平滑肌瘤、淋巴瘤、壶腹周围癌等。

2. 上消化道邻近器官与组织的病变

①胆道疾病：如胆道感染、胆囊或胆管癌、胆道受压坏死等；②肝脏疾病：如肝硬化、肝癌、肝脓肿或肝血管瘤、肝外伤等；③胰腺疾病：如急性胰腺炎、胰腺癌等；④其他：如主动脉瘤破入食管，胃或十二指肠、纵隔肿瘤或脓肿破入食管等。

3. 全身性疾病

①血液病：如血友病、血小板减少性紫癜、白血病、弥散性血管内凝血；②血管性疾病：如过敏性紫癜、动脉粥样硬化、多种原因引起的血管炎等；③其他：如急性胃黏膜损伤（多因酒精、非甾体消炎药以及严重创伤、烧伤、大手术、休克等各种应激引起）、尿毒症、结节性多动脉炎、流行性出血热、钩端螺旋体病等。

按照发病率高低，常见的病因依次为：消化性溃疡、食管胃底静脉曲张破裂、应激性胃黏膜病变（如糜烂性出血性胃炎）和消化道肿瘤，其中消化性溃疡大约占所有急性上消化道出血的50%。

三、发病机制

急性上消化道出血的基本病理是消化道黏膜、基层，或浆膜层的血管因糜烂、坏死、溃疡或破裂而出血。由于病因不同，其出血机制也不尽相同。①消化性溃疡出血，多为十二指肠球后溃疡或胃小弯穿透性溃疡侵蚀较大血管所致。②肝硬化引起的急性上消化道出血，主要是食管胃底静脉曲张破裂出血，其次为门静脉高压性胃病及肝源性溃疡，均与门静脉高压有关。此外，因肝脏合成凝血因子减少或脾功能亢进时血小板减少以及毛细血管脆性增加所致的凝血机制异常，直接或间接促进了急性上消化道出血。③急性胃黏膜病变引起的急性上消化道出血，主要是因药物及各种应激因素破坏了胃黏膜屏障功能，氢离子逆弥散，侵袭血管，产生多发性糜烂和表浅溃疡所致。④上消化道肿瘤发生缺血性坏死、表面糜烂或溃疡，侵袭血管而出血。⑤其他原因引起的急性上消化道出血，如因病变侵袭血管、血管破裂、血管功能受损、血小板减少、凝血因子减少而致的出凝血功能障碍。

四、临床表现

（一）症状与体征

上消化道大出血的临床表现主要取决于病变的性质、部位、出血量和速度。

1. 呕血与黑便

呕血与黑便是急性上消化道出血的特征性表现。不管出血部位在幽门上或下，只要出血量大，就可出现呕血与黑便。大出血时呕出的血液呈鲜红或暗红色，或兼有血块。如血流在胃内停留时间长，多为棕褐色或咖啡色，系血液经胃酸作用而形成正铁血红素所致。黑便可呈柏油样，黏稠而发亮，系血红蛋白中的铁经肠内硫化物作用而形成硫化铁所致。出血量很大时，患者粪便可呈暗红色甚至鲜红色，酷似下消化道出血，大便性状为血量多、粪质少，血与粪便均匀混合。食管胃底静脉曲张破裂出血具有突然起病，出血量大、易反复，难以控制的特点。

2. 其他表现

还可有上腹部不适、急性上腹疼痛、反酸、饱胀、恶心、肠鸣音亢进等表现。在休克控制后常伴有低热，一般患者体温<38.5℃，可持续3～5天。发热可能是失血性周围循环衰竭后引起丘脑下部体温调节中枢功能不稳定所致，但其确切发热机理尚不清楚。

（二）并发症

1. 急性周围循环衰竭

若在短时间内出血量超过1000 mL以上时，患者常出现周围循环衰竭的症状，除头晕、乏力、心悸外，常伴冷汗、四肢厥冷、脉搏细弱、心跳加速、心音低钝、呼吸急促、血压下降等失血性休克表现。少数患者在出血后有一过性晕厥或意识障碍（为暂时性或一过性脑缺血所致）。部分患者，尤其是老年患者可有烦躁不安的表现，为脑缺氧所致。应特别注意，老年患者因动脉硬化，即使出血量不大，也可能出现意识障碍。

2. 失血性贫血

大量出血后，因血管及脾脏代偿性收缩，患者红细胞比容及血红蛋白可能暂时无明显改变。随后，组织液渗入血管内，使血液稀释，一般经3~4小时后会出现贫血症状。

3. 其他

肝硬化引起的大出血极易引起水和电解质紊乱、肝性脑病等并发症。

五、辅助检查

1. 血常规检查

患者血红蛋白、红细胞计数、红细胞比容降低，呈正细胞、正色素性贫血，可出现晚幼红细胞。出血24小时内患者网织红细胞增高，至出血后4~7天可高达5%~15%，止血后逐渐降至正常。出血后2~5小时，白细胞增高，止血后2~3天恢复正常。若伴有脾功能亢进者，白细胞计数可能不增高。

2. 血尿素氮检查

急性上消化道出血后，血液中蛋白分解产物在肠道被吸收，导致血尿素氮升高，一般在大出血后数小时开始上升，约24~48小时后达到峰值，血尿素氮>14.3 mmol/L。若无明显脱水或肾功能不全的证据，仅血尿素氮升高持续超过3~4天，提示上消化道仍有出血。此外，因血容量不足，肾血流减少，肾小球滤过率下降，氮质潴留，亦可使血尿素氮增高。如无活动性出血的证据，血容量已补足，但尿量少，血尿素氮持续增高，提示肾性氮质血症、肾衰竭。

3. 内镜检查

内镜检查是病因诊断、确定出血部位和性质的关键，诊断准确率为80%~94%。它还可预测再出血的危险性，并能进行镜下止血治疗。医生一般主张在患者出血后24~48小时内进行急诊胃镜检查。检查前先建立静脉通道，纠正休克，充分补充血容量，改善贫血（Hb上升至70 g/L）。检查在备血、监护及相应止血措施下进行。食管胃静脉曲张并非内镜检查禁忌。

4. 选择性动脉造影检查

对内镜检查无阳性发现，或有活动性出血又不适宜进行内镜检查者，可进行血管造影检查，同时做栓塞止血治疗，还可进行肠系膜上动脉插管造影检查。医生多主张在出血的情况下立即进行造影检查，因为出血的部位或病变的性质多数可获得诊断。例如，发现造影剂从某破裂的血管处溢出，则该血管处即是出血的部位。当发现异常的病变血管时，可根据该异常血管影做出是否有血管畸形的病因诊断。血管造影属侵袭性检查，有发生严重并发症的风险，严重动脉硬化、碘过敏和老年患者禁用。

5. B型超声检查

如发现肝硬化、门静脉高压的特征性改变，则可诊断为肝硬化；如发现局部胃黏膜显著增厚，则可诊断为胃癌。

6. CT或MRI检查

该检查对诊断肝硬化、胆道病变及胰腺病变有较大的帮助，也有利于中、晚期胃癌的诊断。

7. X线钡餐检查

一般而言，在大出血时不宜进行X线钡餐检查（也称"钡餐检查"），因为它有可能加重出血或再出血，故医生多主张在出血停止、病情稍稳定后进行钡餐检查。虽然此时钡餐检查的诊断阳性率明显降低，例如对急性胃黏膜病变、应激性溃疡等的诊断会发生困难，因为这些病变可在短期内恢复正常。但是钡餐检查对于食管静脉曲张、消化性溃疡或胃癌等病变，仍有重要的诊断价值。

六、诊断

首先要判断患者是否有上消化道出血，然后再判断出血的严重程度，最后做病因诊断。

1. 急性上消化道出血的诊断

根据患者有引起急性上消化道出血的原发病史，以及出现呕血、黑便等症状、体征，在进行相关辅助检查后，可作出急性上消化道出血的诊断。诊断时须注意，有时患者已发生上消化道出血，但并无呕血与黑便。此时早期诊断常有困难，必须密切观察患者病情，测量血压、脉搏并及时进行胃镜或直肠指检，这样有助于尽早做出诊断。

2. 出血量的估计

①粪便隐血试验阳性，表示每日出血量>5 mL。②黑便表示每日出血量>60 mL，柏油便表示每日出血量在500～1000 mL；短时间内出血超过1000 mL的患者也会出现血便，同时常会伴有血容量不足的临床表现。③胃内储积血量在250～300 mL时，可引起呕血。④一次出血量不超过400～500 mL时，

因轻度血容量减少可由组织液与脾贮血补充，故并不引起全身症状。出血量少时，呕吐物为咖啡色；出血量大时，呕吐物可呈暗红色或鲜红色。贲门以上食管出血，即使量不大也可以呕血，且色较鲜红。一般而言，出血量的大小和破裂血管的大小与动脉或静脉破裂有密切关系。较大静脉血管破裂的出血量大；小动脉破裂的出血量也大；广泛的毛细血管渗血的出血量一般也较大。

3. 病情严重程度分级

病情严重程度与失血量呈正相关。可根据血容量减少导致周围循环的改变来判断失血量。休克指数（休克指数＝心率/收缩压）是判断失血量的重要指标之一。出血程度在临床上分为3级。

（1）轻度：失血量<500 mL，失血量占全身总血量的10%～15%时，无明显的脉搏加快、血压降低等全身表现，部分患者会出现头晕、心慌等症状。休克指数为0.5。

（2）中度：失血量为500～1000 mL，失血量占全身总血量的20%左右时，可出现血压下降，但收缩压仍在80～90 mmHg以上；脉搏增快，每分钟达100次左右；血红蛋白降至70～100 g/L；可出现一时性晕厥、口渴、心烦、少尿以及短暂性休克等症状。休克指数为1。

（3）重度：失血量>1500 mL，失血量占全身总血量的30%以上时，血压下降，收缩压<80 mmHg，或较基础血压下降25%以上；脉搏>120次/分；血红蛋白<70 g/L；可出现神志恍惚、面色苍白、四肢厥冷、冷汗、少尿或无尿等失血性休克的症状。休克指数>1.5。

4. 判断出血是否停止

有下列迹象时，应认为有继续出血或再出血的可能，需及时处理。①反复呕血或黑粪次数增多，粪质稀薄，甚至呕血转为鲜红色，黑便变成暗红色，伴有肠鸣音亢进。②周围循环衰竭的表现经补液、输血而血容量未见明显改善，或虽暂时好转而又恶化；经快速补液、输血，中心静脉压仍有波动或稍有稳定后又下降。③红细胞计数、血红蛋白测定与红细胞比容继续下降，网织红细胞计数持续增高。④在补液和尿量足够的情况下，血尿素氮持续或再次增高。⑤胃管内抽出新鲜血。

5. 出血病因和部位的诊断

（1）若有慢性、周期性、节律性上腹疼痛，特别是出血前疼痛加重，出血后疼痛减轻或缓解，则考虑消化性溃疡，必要时做胃镜检查，可对食管、胃、十二指肠等病变的性质和出血情况进行明确诊断。

（2）若有服用阿司匹林等药物史、酗酒史或应激状态者，可能为急性胃黏膜损害。

（3）既往有病毒性肝炎、血吸虫病或慢性酒精中毒病史，并有肝病与门静脉高压的临床表现者，可能是肝硬化所致的出血。因为脾常在上消化道出血后暂时收缩，所以诊断时不应过分强调脾肿大的依据。

（4）对中年以上的患者，出现上腹痛，伴有食欲减退、消瘦者，应警惕胃癌的可能性。

（5）出血后短期内发现血清胆红素增高，应考虑胆道出血、肝硬化或壶腹肿瘤等。

七、急救措施

（一）一般治疗

患者应卧床休息，保持安静，平卧并将下肢抬高。头偏向一侧、保持呼吸道通畅，避免将血液误吸入气管。吸氧，禁食，密切观察患者呕血、黑便、尿量、皮肤与甲床色泽、肢体温度、周围静脉特别是颈静脉充盈情况。定时复查红细胞计数、血红蛋白、血细胞比容与血尿素氮，心电监护，尽可能进行中心静脉压测定，以指导液体输入量。必要时留置胃管，观察出血情况。

（二）补充血容量

1. 紧急输液

①立即配血。②尽快建立静脉通道，最好经锁骨下静脉插管。③输液速度先快后慢。④液体种类及选择：可用生理盐水、平衡液、等渗葡萄糖液、血浆或其他血浆代用品、浓缩红细胞、全血。失血后血液浓缩，应首先静脉快速滴注平衡液或胶体液，最好将血红蛋白浓度维持在 100 g/L、红细胞比容维持在 30%；若失血量较大，Hb 浓度＜70 g/L 时，可输浓缩红细胞；严重活动性大出血（急性失血量超过总量的 30%）时，应尽早输入足量新鲜全血。⑤输入液体或血的量应根据患者病因、尿量、血压、心肺病史而定。有条件的话最好结合中心静脉压调整输液、输血的量及速度。

2. 输血指征

①收缩压＜90 mmHg，或较基础收缩压降低幅度＞30 mmHg。②血红蛋

白<70 g/L，红细胞比容<25%。③心率>120次/分。血容量已补足的指征有：患者四肢末端由湿冷青紫转为温暖、红润；脉搏由快、弱转为正常、有力；收缩压接近正常，脉压>30 mmHg；肛温与皮温差从>3℃转为<1℃；中心静脉压为5～13 cmH$_2$O。UGIH患者的死亡很大程度上与年龄和严重并发症的临床表现有关。

（三）止血

1. 内镜下止血

对于急性非静脉曲张性上消化道大出血患者，内镜下止血为首选，可对出血灶喷洒凝血酶或0.1%的肾上腺素、巴曲酶等。内镜下止血适用于胃黏膜糜烂、渗血、活检后出血、溃疡出血等，但对出血量大者效果较差。还可进行热探头、电凝、激光、微波止血或上止血夹。对于食管胃底静脉曲张出血的患者，内镜下止血是控制活动性出血和预防再出血的主要措施，可局部注射硬化剂、实施套扎疗法。胃底静脉曲张可局部注射组织黏合剂，为手术创造条件。

2. 药物止血

药物止血适用于无法内镜治疗或止血失败的患者，可与内镜治疗联合运用。

（1）抑酸药：抑制胃酸分泌的药物可提高胃内pH值，促进血小板聚集和纤维蛋白凝块的形成，避免血块过早溶解，有利于止血和预防再出血，也可治疗消化性溃疡。常用的质子泵抑制剂（PPI）有埃索美拉唑、奥美拉唑、泮托拉唑、兰索拉唑、雷贝拉唑。用法：奥美拉唑80 mg静脉推注，以8 mg/h的速度滴注72小时。

（2）止血药：止血药物的疗效尚未证实，不推荐作为一线药物使用。可口服凝血酶、云南白药等，也可静脉注射维生素K$_1$；用去甲肾上腺素8 mg加入100～200 mL冰生理盐水口服或鼻胃管灌注；肌内注射或皮下注射巴曲酶1U，严重出血时同时静注1U的巴曲酶。

（3）生长抑素及其衍生物：该类药物的主要作用机理是，减少内脏血流、降低门静脉阻力；抑制胃酸和胃蛋白酶分泌；抑制胃肠道及胰腺肽类激素分泌。该类药物是肝硬化急性食道胃底静脉曲张出血的首选药物之一，亦可用于急性非静脉曲张出血的治疗。其特点有：可迅速有效控制急性上消化道出血；预防早期再出血的发生；有效预防内镜治疗后的肝静脉压力梯度（HVPG）升高，从而提高内镜治疗的成功率；可显著降低消化性溃疡出血患者的手术率；对于高危患者，选用高剂量生长抑素在改善患者内脏血流动力学、出血控制率和存活率方面均优于常规剂量。因不伴全身血流动力学的改变，该类药物可安全应用于消化道出血患者，止血率为80%～90%，无明显不良反应。目前推荐14肽的天然（或人工合成）生长抑素和人工合成的8肽生长抑素奥曲肽。生长抑素的用法：静脉给予250 μg的负荷剂量后，以250 μg/h持续静滴，维持5天，注意该药在滴注过程中不能中断，如中断超过5分钟要重新给予负荷剂量。对高危患者可高剂量（500 μg/h）输注，这个剂量在改善患者内脏血流动力学、出血控制率和存活率方面均优于常规剂量，可根据患者病情多次重复250 μg冲击剂量快速静脉滴注，最多可达3次。奥曲肽的负荷用量为100 μg，然后以25～50 μg/h持续静滴，维持5天。虽然生长抑素对非食道胃底静脉曲张出血疗效不确切，但由于生长抑素无明显不良反应，一些学者对等待内窥镜检查不明病因的UGIH患者仍推荐使用。

（4）血管升压素及其衍生物：该类药物通过收缩患者内脏血管，减少门脉血流量，降低门脉压，达到止血目的。常用的药物包括垂体后叶激素、血管升压素、特利加压素。一般推荐血管升压素10 U缓慢静脉推注，之后以0.2～0.4 U/min持续静脉滴注72小时，并根据患者血压情况调整剂量。常见不良反应有腹痛、血压升高、心律失常、心绞痛、心肌梗死等（高血压、冠心病患者忌用）。由于其具有较重的副作用，所以被限制临床应用。其衍生物特立加压素已被证实可以提高UGIH患者的生存率，在欧洲已广泛应用到临床。常联用硝酸甘油10～15 μg/min静脉滴注，或舌下含服硝酸甘油0.6 mg，每30分钟一次，以减少血管升压素的不良反应及协同降低门静脉压。国内可用垂体后叶激素替代血管升压素。

（5）抗生素：应当指出的是，美国肝病协会将抗生素应用7天作为预防再发食道胃底静脉曲张出血的重要手段，可见肝硬化合并出血的患者预防性使用抗菌药物的重要性。肝硬化合并静脉曲张出血的患者（35%～66%）出现细菌感染的症状与非肝硬化住院患者（5%～7%）相比更为常见。在此类患者中，预防细菌感染可降低静脉曲张再出血的风险，改善生存率。肝硬化合并静脉曲张出血的患者细菌感染的最主要的起因包括自发性腹膜炎、尿道感染和肺炎，常见革兰阴性菌感染。因此，对于肝硬化合并静脉曲张出血的患者应当给予7天的抗菌药物。患者可用喹诺酮类抗生素，对喹诺酮类耐药者可使用头孢类抗生素。

3. 三腔二囊管压迫止血

气囊压迫止血适用于食管静脉及近贲门部的胃底静脉破裂出血，有确切的近期止血效果。由于患者很痛苦，并发症多（如吸入性肺炎、窒息、食管炎、食管黏膜坏死、心律失常等），以及近年来药物治疗和内镜治疗的进步，目前气囊压迫止血已不作为首选措施，其应用仅限于药物不能控制出血时，暂时止血用，以赢得时间去准备更好的止血措施。三腔二囊管压迫时间一般为24小时，若出血不止可适当延长至72小时，但不宜过长。

（四）其他治疗

1. 介入治疗

经药物和内镜治疗无效时，可选择介入治疗。

（1）持续动脉注射法和动脉栓塞疗法：上消化道动脉出血的介入治疗法包括持续动脉注射法和动脉栓塞疗法。持续动脉注射法是经导管持续灌注血管收缩剂，而动脉栓塞疗法是用栓塞剂阻塞出血动脉。常用的栓塞剂有自体凝血块、吸收性明胶海绵、聚乙烯醇以及无水乙醇等。

（2）部分脾动脉栓塞术：目前学者普遍认为食管胃底静脉曲张与门静脉压力增高相关，而肝硬化患者门静脉血约1/3来自脾静脉，部分脾动脉栓塞术（PSE）通过栓塞脾动脉分支减少了脾脏到门静脉的血流量，继而降低门静脉压力。与脾切除相比，部分脾动脉栓塞疗法更安全有效，主要表现在手术过程简单快捷，局麻下就可完成。由于保留了部分脾脏功能从而保护了脾脏。

（3）经皮经颈静脉肝内门—体分流术（TIPS）：对于反复出血且应用内窥镜治疗或者药物治疗无效的患者，可以考虑TIPS。由于它可以引起肝性脑病和置管阻塞，所以不推荐作为食管胃底静脉曲张出血治疗的首选。

2. 手术治疗

经上述治疗，上消化道大出血仍不能得到有效控制，脉率、血压不稳定，或诊断不明且无禁忌证者，可考虑手术治疗。

有关资料显示：首次大出血病死率为28.7%，曲张静脉一旦发生出血，短时间内再出血概率很大，再出血死亡率明显增高，大出血后24、48小时内手术病死率分别为20%、38%，48小时以后为45%。因此，不失时机地对部分大出血患者果断施行手术治疗是抢救患者生命的重要措施。

手术人群：大量出血并穿孔，幽门梗阻或疑有癌变者；年龄在50岁以上，有心肾疾病，经治疗24小时以上仍出血不止者；短时间内出血量很大，出现休克征象者；急性大出血，经积极应用各种止血方法仍出血不止，且血压难以维持正常者；近期反复出血，溃疡长期不愈合者；门静脉高压，反复大出血或出血不止者。

八、研究进展

内镜检查是目前进行上消化道出血病因诊断和判断出血部位的首选方法。除明确出血部位和病因外，内镜检查还可以辅助进行止血治疗。内镜治疗主要适用于炎症、糜烂、溃疡、食管胃底静脉曲张、血管畸形、损伤、肿瘤等导致的渗血，也适用于上消化道手术治疗或内镜治疗出现的局部出血，局部食道等部位出现撕裂而出现的出血以及全身性疾病、血液病等发生的出血。而对于休克患者、不适于内镜插入的患者、内镜治疗无效的患者、经内镜治疗后出现再出血情况的患者，则不适于进行内镜治疗。

第七章　外科疾病急诊

第一节　急性阑尾炎

上急诊的时候会经常遇到腹痛的病人，他们说的第一句话就是："医生，我是不是得阑尾炎了？"可想而知，"阑尾炎"在大家心目中已经是一个耳熟能详的名词了。但是，你是不是真正了解阑尾炎呢？下面我们就来简单地给大家介绍一下阑尾炎。

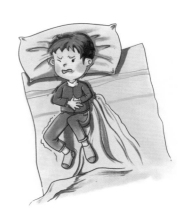

一、急性阑尾炎的定义

急性阑尾炎是外科常见的一种疾病。其典型临床表现为转移性右下腹痛，伴发热、恶心及呕吐，右下腹有固定压痛点。

阑尾炎一般由阑尾管腔堵塞、细菌感染等原因引起，需要及时诊治。早期手术切除，患者会很快康复；如果延迟治疗，可能出现阑尾穿孔、感染性休克、腹腔脓肿等并发症。急性阑尾炎是腹部外科的常见病，是急腹症中最常见的疾病，其发病率约为0.1%。各年龄段及妊娠期妇女均可发病，但以青年最为多见，男性多于女性，男性与女性的比值为2:1至3:1。

二、急性阑尾炎的主要病因

（一）梗阻

阑尾是一个细长的管状结构，远端为盲端，仅一端与盲肠相通，因系膜短使阑尾卷曲成弧形，这导致了阑尾管腔易于梗阻。阑尾管腔一旦梗阻，可使管腔内大量的分泌物积存、管腔内压力增高，导致阑尾远侧端血液供应受到影响，从而加重阑尾炎症。常见的梗阻原因如下。

（1）食物残渣、粪石、异物、蛔虫等阻塞阑尾管腔。

（2）阑尾系膜过短而形成的阑尾扭曲，阻碍管道通畅。

（3）阑尾壁曾被破坏，而致管腔变小，减弱阑尾的蠕动功能。

（4）阑尾黏膜下层淋巴组织增生或水肿使阑尾管腔明显狭窄。

（5）阑尾在盲肠部位的开口附近有病变，如炎症、息肉、结核、肿瘤等，使阑尾开口受压，排出受阻。

梗阻为急性阑尾炎发病常见的基本因素。急性阑尾炎发病时患者常常为上腹部或脐周疼痛，这是阑尾管腔受阻、管腔内压力升高引起的。

（二）感染

感染是指阑尾腔内细菌所致的直接感染。阑尾腔与盲肠相通，肠道内的各种革兰氏阴性菌和厌氧菌在阑尾黏膜有损伤时，侵入管壁，引起不同程度的感染，还有一部分感染是由于邻近器官的化脓性感染侵入阑尾。

（三）胃肠道疾病影响

胃肠道疾病，如急性肠炎、炎性肠病和血吸虫病等，可直接蔓延至阑尾，或引起阑尾肌肉和血管痉挛，使阑尾管腔狭窄、血供障碍、黏膜受损，细菌入侵而致炎症。

三、急性阑尾炎的症状

（一）腹痛

典型的急性阑尾炎初期有中上腹或肚脐周围疼痛，数小时后腹痛转移并固定于右下腹。早期阶段为一种内脏神经反射性疼痛，故中上腹和脐周疼痛范围较弥散，常不能确切定位。当炎症波及浆膜层和壁腹膜时，疼痛即固定于右下腹，原中上腹或脐周痛即减轻或消失。有20%~30%的病人没有典型的转移性右下腹疼痛的病史。

单纯性阑尾炎常呈阵发性或持续性胀痛和钝痛，持续性剧痛往往提示为化脓性或坏疽性阑尾炎。持续剧痛波及中下腹或两侧下腹，常为阑尾坏疽穿孔的征象。有时阑尾坏疽穿孔，腹痛反而有所缓解。但这种疼痛缓解的现象是暂时的，其他伴随的症状和体征并未改善，甚至有所加剧。病程大于五天、未经正规治疗、疼痛未能明显缓解的阑尾炎常常会发展为阑尾脓肿。

（二）胃肠道症状

单纯性阑尾炎的胃肠道症状并不突出。在早期患者可能由于反射性胃痉挛而有恶心、呕吐的症状。盆腔位阑尾炎或阑尾坏疽穿孔可导致患者排便次数增多，甚至腹泻。

（三）发热

急性阑尾炎患者一般只有低热（低于38℃），无寒战。化脓性阑尾炎患者的体温一般亦不超过38℃。高热多见于阑尾坏疽、穿孔或已并发腹膜炎的患者。伴有寒战和黄疸，则提示可能并发了化脓性门静脉炎。如果阑尾炎患者已经出现发热症状，就说明阑尾炎症已经比较严重了，需要尽快安排手术。

四、辅助检查

（一）血常规检查

约90%的急性阑尾炎患者血常规检查常有白细胞计数（WBC）增多，这是临床诊断的重要依据。随着炎症的加重，白细胞会增加，甚至可达到20×10^9/L以上。但年老体弱或免疫功能受抑制的病人，白细胞不一定增多，甚至反而下降。我们在临床中常常会遇到炎症非常严重的老年阑尾炎患者，其白细胞值是在正常范围内。

（二）尿常规检查

急性阑尾炎患者的尿液检查一般无特殊改变，做尿常规检查的目的主要是为了排除类似阑尾炎症状的泌尿系统疾病，如输尿管结石，故常规检查尿液仍属必要。同时我们要结合腹部B超判断。因为右侧输尿管与阑尾贴近，所以部分炎症较重的阑尾炎患者的尿常规检查可能有少量隐血。

（三）腹部彩超检查

常常会有患者问："我明明只是得了阑尾炎，为什么医生开彩超，要求把阑尾、子宫附件、肾脏、膀胱、输尿管一起检查了，是不是过度检查了哦？"

首先彩超检查目前已被公认为是急性阑尾炎诊断中的一项有价值的方

法，它具有简便、无创伤、可重复使用等优点。泌尿系统疾病和妇科疾病是最需要与阑尾炎进行鉴别的，彩超检查还可显示输尿管结石、卵巢囊肿、异位妊娠、肠系膜淋巴结肿大等。因此彩超对急性阑尾炎的鉴别诊断也特别有用，尤其是对女性病人。此外，B超检查还可推测病变的严重程度及病理类型，对选择治疗方法和确定手术方案有重要价值。但是，B超结果常常会因为病人肥胖、腹腔内肠胀气干扰而受到影响。

（四）腹部CT检查

腹部CT检查对于阑尾炎的诊断具有极高的准确性。它能排除由胰腺炎引起的继发性阑尾炎，阑尾肿瘤诱发的阑尾炎，因此在临床中被大量使用。

五、阑尾炎的诊断标准

急性阑尾炎的诊断主要依据病史、临床症状、体征和实验室检查。转移性右下腹疼痛对诊断急性阑尾炎的价值很大，加上固定性压痛，以及体温、白细胞计数升高的感染表现，临床诊断就可以成立。如果再有局部的腹肌紧张，则依据更为充分。对于发病早期，临床表现不明显，无转移性右下腹痛的病人，阑尾区的压痛是诊断的关键，必要时可借助辅助检查帮助诊断。

六、阑尾炎的治疗

（一）分类治疗

（1）急性单纯性阑尾炎：条件允许时可进行中西医相结合的非手术治疗（抗感染及对症治疗），但必须仔细观察，如患者病情有不良进展应及时转手术治疗。经保守治疗后，可能遗留有阑尾腔的狭窄，因此再次急性发作的机会很大。

（2）化脓性、坏疽穿孔性阑尾炎：原则上应立即实施急诊手术，切除病理性阑尾，术后应积极进行抗感染治疗，预防并发症。

（3）发病已数日且合并炎性包块的阑尾炎（阑尾周围脓肿）：暂行保守治疗，促进炎症的尽快恢复，3～6个月后如仍有症状者，再考虑切除阑尾。保守治疗期间如脓肿有扩大且可能破溃时，应急诊引流（此时只能进行引流手术，不能进行彻底的根治性切除手术）。

（4）高龄患者、小儿及妊娠中晚期急性阑尾炎患者原则上应立即实施急诊手术。

（二）非手术治疗

非手术治疗主要适用于急性单纯性阑尾炎患者，阑尾脓肿、妊娠早期和后期急性阑尾炎患者，高龄合并有主要脏器病变的阑尾炎患者。

1. 基础治疗

基础治疗包括卧床休息，控制饮食，适当补液和对症处理等。

2. 抗菌治疗

抗菌治疗时选用广谱抗生素和抗厌氧菌的药物。

（三）手术治疗

手术治疗主要适用于各类急性阑尾炎患者、反复发作的慢性阑尾炎患者、阑尾脓肿保守治疗3～6个月后仍有症状者及非手术治疗无效者。

七、特殊类型的阑尾炎

（一）妊娠阑尾炎

妊娠阑尾炎是在临床工作中遇到的比较多的、棘手的一种阑尾炎。因为病人身体情况特殊，很多县市级医院都望而却步，医生看一眼病人就直接推荐到上级医院就诊了。对于妊娠阑尾炎，我们的诊断措施就只有彩超+血常规+病史+查体。因为患者腹腔内胎儿的遮挡，彩超这个我们最常用的诊断方法也失灵了，这就比较考验医生的基本功了。对于诊断不明确的患者，我们还是以保守输液消炎治疗为主。对于诊断明确的病人，如果其血象又高、体征又重，我们还是建议积极的手术治疗。对于三个月妊娠以上的阑尾炎患者，手术及用药对于胎儿的影响是比较小的；相反，如果阑尾炎症太重了，就可能导致流产或早产。所以，在这里我们也要建议：育龄期女性如果患阑尾炎请及时手术，如果妊娠的时候再患阑尾炎，处理起来就麻烦了。

（二）阑尾残株炎

1. 定义

阑尾残株炎是指已进行阑尾切除，但阑尾根部留得过长，术后再次发炎。此症与手术处理有一定的关系，临床上不多见。由于该类患者曾做过阑尾切除手术，因此常常被临床医师所忽略，以致误诊，甚至出现严重并发症，导致严重后果。

2. 治疗

正常情况下阑尾残株炎是可以避免的，但是因为解剖异常、各地方医疗条件的差异，以及手术医生资历的差别，阑尾残株炎还是时有发生。大部分的阑尾残株炎患者通过保守输液是可以好转的，对于少部分反复发作的残株炎患者，我们还是建议再次手术治疗，特别是一些症状体征较重的病人。当然，再次手术就需要选择经验丰富的医生。

八、阑尾炎相关答疑

问题1：为什么我上次得了阑尾炎疼得那么厉害，医生都不给我做手术呢？一直喊我输液，说以后发了再做。

答：这个问题的前提是：疼痛超过五天了，而且腹部彩超和CT都提示阑尾脓肿了。明确的阑尾脓肿我们是不建议手术的。在这里可以举一个病例：有个病人半年前因阑尾穿孔在当地医院做了手术，术后出现了肠瘘（长阑尾的那个地方炎症太重，没有愈合好，粪水从肠子里漏出来了），带腹腔引流管三个月后肠瘘愈合，拔管。此次来院是因为再次发热，腹壁的原引流管口又流出粪汁样液。我们考虑原切除阑尾的地方仍然有小的漏口，需要再次手术。如果阑尾脓肿时做手术，很大可能就会和这个病人一样，一大堆并发症，长期解决不了。所以，出现腹痛要及时就医，诊断明确后遵从医生的意见，该手术的要及时手术。

问题2：为什么我家亲戚因为阑尾炎做手术，又变成肝脓肿了，是不是医生手术中把肝脏伤到了呢？

答：急性阑尾炎有个比较严重的并发症就是门静脉炎。这是因为阑尾静脉中的感染性血栓通过肠系膜上静脉，再到门静脉，最后导致门静脉炎。如果门静脉炎未能得到有效控制，就会发展为细菌性肝脓肿。所以，肝脓肿不是手术医生做出来的，而是阑尾炎病人不常出现的一个并发症。

问题3：为什么我家老人做个简单的阑尾炎手术花了四五万元？

答：目前，一个阑尾炎病人住院时间一般在3～5天，全麻腹腔镜手术下来总共费用在一万至一万三千元。但是我们就遇到过很多七八十岁的老年人，他们患有心脏病、慢支炎肺气肿，全麻手术下来，呼吸机脱不掉，心脏乱跳，血压不稳，戴着呼吸机在重症监护室住五六天，就得花四五万元了。这个钱不是医治阑尾炎的，而是医治基础疾病的。

第二节　肠　梗　阻

一、肠梗阻的定义

肠梗阻指由各种原因引起的肠道内容物不能正常运行，不能顺利通过肠道。就是我们平时常说的肠道不通，肠子堵塞了。

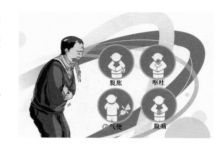

二、引起肠梗阻的原因是什么

（一）肠粘连

肠粘连是腹部手术后最常见的并发症。

（二）疝

腹股沟嵌顿疝和腹内疝是常见的引起肠梗阻的原因。这类肠梗阻常常需要立即干预，时间稍长就会造成严重的后果。腹股沟嵌顿疝多发于中老年人，对于所有明确的腹股沟疝我们都建议手术治疗。这时候就有人要问了："医生，我家老人都八十多岁了，血压也高，心脏也不好，怎么做手术啊？"这里要给大家科普一下，目前针对有比较严重的心肺疾病而不能耐受麻醉的病人，我们会采取局麻的方式来完成腹股沟疝的手术，不论多大年纪的病人都可以接受手术。

（三）肿瘤

没有腹部手术史的肠梗阻病人，其肠梗阻大部分都是肿瘤引起的，老年人中最常见。

（四）肠扭转

急性肠扭转患者大部分需要急诊手术治疗。

（五）肠套叠

成人的肠套叠绝大部分是肿瘤造成的。

（六）粪石或者胆囊结石

我们在临床中遇到过很多例粪石引起的肠梗阻患者，他们有一个共同的特点就是喜欢吃柿子，而且在发病前期短时间内吃过较多的柿子。

三、如何发现肠梗阻呢

医务人员把肠梗阻的典型症状归结为四个字——"痛、吐、胀、闭"。

（一）痛

俗话说"不通则痛"，这一点在肠梗阻上可谓表现得淋漓尽致。我们的肠道是不停地顺向蠕动的，当我们的肠道出现堵塞时，肠蠕动遇到阻碍会逆蠕动，就会出现阵发性疼痛。当阵发性疼痛变为持续性疼痛或者阵发性疼痛的频率明显加快时，我们就要考虑患者病情加重了，甚至需要急诊手术了。

（二）吐

肠道就如我们家里的下水道，下面堵塞了，上面就会"水漫金山"。出现肠梗阻的部位离我们的胃越近（即梗阻的部位越高），就越容易出现呕吐或者出现呕吐的时间越早。这也是肠梗阻病人要进行胃肠减压的原因之一。

（三）胀

堵塞位置高的肠梗阻患者以呕吐为主要症状，而梗阻的位置离胃较远的患者（即低位肠梗阻），大多以腹胀为主要表现。

（四）闭

所有的肠梗阻患者都有一个共同的特点，就是不排气、不排便。这也是肠梗阻和便秘的主要区别之一。

四、怎样治疗肠梗阻呢

对于肠梗阻的治疗方案，在外科医生眼里就只有手术和不手术，也就是我们常说的保守治疗和手术治疗两种方式。

（一）保守治疗

标准的保守治疗方式有禁饮禁食、胃肠减压、灌肠通便。

1. 禁饮禁食

如果肠道的排出口已经不通畅了，自然入口就不能再进去食物了。否则进食的所有东西都会堵在一起，吃得越多，堵得越多，疏通起来就更困难，甚至液体类的食物也不能再吃了，所以叫禁饮禁食。

2. 胃肠减压

肠道出现了梗阻，所有梗阻段以上的肠内容物都排不出去了，甚至从口腔内吸进肠道的气体都排不出去了，所以需要安置胃肠减压，目的是将近端的液体及气体排出去，以减轻肠道的负担，让肠道得到休息。很多病人会问："用一两次胃肠减压，将里面剩余的液体或气体排出来就行了，为什么还要持续使用呢？"在这里要告诉大家的是：就算大家不吃不喝，每天胃液、胰液、胆汁总分泌量也在6000～8000毫升左右，所以长期的胃肠减压是非常必要的。

3. 灌肠通便

在肠道得到充分休息的情况下，灌肠通便能够刺激肠蠕动，对于一些不全性的肠梗阻患者有很大的好处。部分病人通过灌肠通便后就排气排便了，缓解了症状。但如果是完全性的肠梗阻，灌肠通便没有太大的作用，可能需要手术治疗。

（二）手术治疗

有些病人会问："医生，你告诉我这次肠梗阻是上次腹部手术以后的腹腔粘连引起的，那为什么这次你又要叫我做手术，手术以后是不是又会有粘连？又会有肠梗阻？然后是不是又要做手术？这样是不是就恶性循环了？"这话说的好像是在理的，但是这里就要搞清楚以下两个问题了。

1. 手术的问题

（1）一些完全性的肠梗阻是有急诊手术指征的，有些肠梗阻患者越早做手术越好，延迟手术可能会导致病人有生命危险。在危及生命的情况下，以后可能出现的粘连永远是排在第二位的。

（2）一些长时间保守治疗无效的病人和一些反复发作肠梗阻的病人都是有再次手术指征的。专业的人做专业的事情，对于需要手术的肠梗阻患者，就应该听主管医生的意见。

2. 肠粘连的问题

一项研究表明，多达95%的患者手术后可发现粘连，但是大多数粘连无临床症状。部分因为粘连而发生梗阻的病人通过保守治疗能够缓解症状，极少数病人需要再次手术。已有几项动物研究证实，使用促胃肠动力药或基于解剖结构的内脏活动和操作可促进正常的肠道运动，从而预防和治疗术后粘连。所以，术后的早期进食和早期下床活动是有利于预防肠粘连的。

五、便秘和肠梗阻科普常识

（一）如何区分便秘和肠梗阻

有些老年病人来就诊时说："医生，我这几年解大便都很困难，这几个月更老火了，是不是发生肠梗阻了？"这类病人可能是把肠梗阻和便秘混淆了。在这里给大家讲一下便秘和肠梗阻的区别。

便秘和肠梗阻是截然不同的两种疾病。便秘是指大便次数减少或者排便不通畅，大便干结并且量比较少。便秘是很常见的，可以由多种病因引起，正常人的排便习惯大多是一天一两次，粪便大多是成形的，是比较软的。一些人出现便秘以后可能三天才有一次大便。便秘患者的大便还是通的，只是解便频次降低且解便顺畅度降低，这会影响他们的正常生活。通过改善平常的生活习惯，少量的用药，大部分便秘患者的症状都可以缓解。但是肠梗阻患者的大便是无法排出的，由于多种原因导致肠道堵塞，患者有腹痛、腹胀以及呕吐的情况出现。如果出现了肠梗阻是绝对不能吃东西的，吃东西可能会加重肠梗阻的症状。通过绝对的禁食、胃肠减压以及补充适当的营养物质和电解质，大部分患者的症状可以缓解，但是少数的可能需要进行手术切除治疗。

如果你有以下症状中的任意两项，那么我们认为你存在便秘：①排便时感到费力；②排便为块状硬便；③有排便不尽感；④排便需使用手指帮助；⑤排便时有肛门直肠梗阻或阻塞感，排便频率减少（每周排便少于3次）。

有研究显示，老年人的便秘患病率为24%～50%。社区居住的老年人中有10%～18%每日使用轻泻药，而在疗养院居住的老年人中这一比例为74%。

（二）便秘应该怎样处理

（1）调整生活方式和膳食习惯。多喝水，多吃纤维素较高的蔬菜水果（玉米、苹果、梨、西梅等）。减少肉类、高脂肪、高蛋白食物的摄入，减少辛辣、刺激性食物的摄入。

（2）定时排便训练：一日至少尝试排便2次，通常在餐后30分钟，但用力排便的时间不得超过5分钟。建立规律的排便模式，最佳排便时间通常是在睡醒和早餐后2小时内。

（3）正确排便姿势：使用马桶排便时，端坐、身体前倾，并将脚抬离地面8～12英寸（1英寸≈2.54厘米）。

（4）生活方式和膳食调整治疗无效的患者，推荐使用轻泻药（如乳果糖、聚乙二醇），也可使用中药治疗，如麻仁丸。

（5）在急诊室经常有便秘的患者要求灌肠，在这里要提醒一下大家：灌肠仅用于已便秘数日的患者以预防粪便嵌塞。灌肠是有一定风险的，我们就曾遇到过因灌肠导致肠破裂的病例。

六、腹茧症

腹茧症分为原发性和继发性两种。

（一）原发性腹茧症

原发性腹茧症也称为特发性腹茧症，多发于生活在热带或亚热带的青年女性，可能与输卵管感染或月经逆行而造成的妇科感染和自身免疫反应有关。

（二）继发性腹茧症

1.病因
继发性腹茧症多发生于有腹部结核病史、肝硬化史、肝移植史、外科手术史、肉瘤状病史、系统性红斑狼疮史、胃肠道肿瘤史等的患者。

2.临床表现
（1）患者常见有腹痛和反复发作肠梗阻表现。

（2）有些患者表现为腹部肿块。

（3）有些患者是手术中偶然发现的。

（三）腹茧症的治疗

首先，腹茧症患者是不能进行腹腔镜手术的。一般来说腹茧症是肠梗阻手术时发现的，一旦发现了，就只能把所有的肠管从那个"茧"的束缚中解脱出来。分离出来后要保证每一段肠管都是通畅的，这样才能达到手术的目的。部分病人术前通过腹部CT就做了腹茧症的诊断，如果保守治疗梗阻的症状能够自行缓解也就不必进行手术。否则即使手术难度大，也要进行手术。

第三节　胃　穿　孔

一、胃溃疡与十二指肠溃疡

在谈论胃肠穿孔之前我们先来了解一下胃溃疡和十二指肠溃疡，因为临床上最常见的胃十二指肠穿孔是由胃或十二指肠溃疡引起的，其中十二指肠穿孔又占了很大部分。

什么是胃十二指肠溃疡呢？胃十二指肠溃疡也就是我们常说的消化性溃疡。消化性溃疡是指穿过黏膜肌层及其以下组织的胃或十二指肠黏膜缺损。

二、胃十二指肠溃疡的原因

（一）幽门螺杆菌感染

幽门螺杆菌常寄生在胃黏膜组织中，感染后主要引起慢性胃炎和消化性溃疡，与胃癌、胃淋巴瘤等疾病密切相关，被世界卫生组织列为第一类生物致癌因子。全球范围内，一半的人都感染过幽门螺杆菌，在发展中国家感染率相对较高，我国平均感染率为50%左右。幽门螺杆菌仅寄生于人体，该疾病的传播主要见于以下方式：①食用不洁食物或饮用不洁净的水；②接触感染者的唾液、体液、呕吐物或排泄物，进食前不洗手；③长期与感染者密切接触；④直接口对口喂食或密切接触；⑤与感染者共餐，使用感染者用过的不洁餐具。

（二）胆汁反流

胆汁反流是指排到肠道的胆汁通过幽门反流入胃。胆汁反流会引起胃酸过度分泌。我们常说"无酸无溃疡"，胃长期存在于酸性环境中就易导致溃疡的形成。

（三）生活方式

抽烟、喝酒、饮食辛辣也是溃疡发生的重要因素。

（四）遗传因素

部分胃十二指肠溃疡的病人有家族史。

三、患有胃十二指肠溃疡的病人有哪些症状呢

（一）消化不良

上腹部疼痛不适是消化性溃疡患者最突出的症状。大约80%经内镜检查诊断为消化性溃疡的患者存在上腹痛的症状。上腹疼痛偶尔会位于右上或左上季肋部。疼痛可能会放射至背部，但背痛作为主要症状的情况并不典型。在没有经过治疗的患者中，症状可持续数周，之后是为期数周或数月的无症状期。常见的十二指肠溃疡所致的疼痛发生于餐后2～5小时（此时胃酸在没有食物缓冲的情况下分泌），即我们常说的饥饿痛；以及夜间23：00～02：00（此时昼夜节律对胃酸分泌的刺激作用最大）。胃溃疡则表现为餐后痛，即进食后出现疼痛。

（二）无症状

大约70%的消化性溃疡患者是无症状的。这部分患者常常因为后期出现出血（黑便或呕血）、梗阻、穿孔等并发症才被发现。

（三）伴随症状

消化性溃疡常伴有胃食管反流。一项系统评价（纳入了33项针对内镜诊断的消化性溃疡患者的研究），发现胃灼热或反酸的平均患病率为46%。

四、胃溃疡和十二指肠溃疡有什么区别呢

（一）病症部位不同

十二指肠溃疡和胃溃疡的发病部位并不相同。十二指肠溃疡的病变部位

在十二指肠球部的前壁，而胃溃疡多发病于胃小弯部或者幽门部位，所以是很容易被区分开的。此外，十二指肠溃疡的病灶范围会比胃溃疡小一些，一般直径在15毫米之内；而胃溃疡疾病的溃疡面很大，溃疡面都能达到直径25毫米。

（二）疼痛时间不同

十二指肠溃疡除了空腹时疼痛，夜间疼痛也会很明显，而胃溃疡则在进食后疼痛加剧。

（三）受季节性影响程度不同

十二指肠溃疡疾病多出现在秋季，因为这个季节是寄生虫和细菌的高发时期，所以就容易引发人们出现感染的情况，进而就形成了十二指肠溃疡疾病。而胃溃疡疾病基本上是没有季节性的，也就是说不管在什么季节，人们患胃溃疡疾病的概率都相差不大。

（四）患病群体不同

一般年轻人更容易患十二指肠溃疡，这是因为这个年龄段的人还不太注重自己的饮食，吃什么全凭自己的心情以及喜好，进而就容易出现肠道溃疡的症状，毕竟不良的饮食结构对肠道的刺激性是很大的。而胃溃疡这种疾病却多出现在中老年人身上，因为这类人的身体机能会显著地下滑，从而就给这种疾病提供了良好的入侵契机。

（五）预后不同

胃溃疡有约1%的恶变几率，十二指肠溃疡几乎都是良性的。

五、怎样才能发现消化性溃疡呢

不能等病变出现出血、梗阻，甚至穿孔等并发症了才去认识它。目前对于消化性溃疡最准确的诊断方式是内窥镜，也就是我们平时所说的胃镜。据权威统计：上消化道内镜检测胃十二指肠病变的敏感性约为90%。所以不要迷恋胶囊内镜、超声内镜，这些检查是专门针对胃肠道的一些特殊疾病的，对于普通的胃十二指肠溃疡的检查它们并不具有任何优势。目前各大医院广泛开展的无痛性内窥镜检查，安全性高、准确率高、体验感好。只要患者能够通过麻醉医生的评估（一般没有特殊基础性疾病的、八十岁以下的人群都能够通过），躺上检查床，美美地睡上一觉，数分钟以后检查就完成了，基本上没有任何感觉。

六、胃十二指肠溃疡及胃十二指肠穿孔

（一）胃十二指肠溃疡与穿孔

对于胃十二指肠溃疡的治疗，当然需要交给专业的医生来完成。明确溃疡后需要在消化内科医生的指导下进行规律的口服药物治疗，必要时还要复查胃镜，确定溃疡已经愈合。

胃十二指肠穿孔，顾名思义，就是指胃或者十二指肠的某个位置出现破口，然后胃或十二指肠的内容物通过破口漏到了腹腔，引起了化学性腹膜炎，造成剧烈腹痛。胃十二指肠穿孔是最常见的空腔脏器穿孔。

（二）胃十二指肠穿孔的发病原因

胃十二指肠穿孔大部分都是在溃疡疾病的基础上发生的，有以下原因。

（1）患者在近段时间精神过度紧张或工作特别劳累，会增加迷走神经兴奋，使溃疡加重而出现穿孔。

（2）患者暴饮暴食，使胃内压力增加，导致胃溃疡穿孔。

（3）非甾体消炎药（NSAID）（阿司匹林、布洛芬、酮洛芬、吲哚美辛和萘普生等）的应用与本病密切相关。

（4）胃十二指肠肿瘤浸润导致穿孔，胃肿瘤穿孔更常见。

（5）免疫抑制剂应用，尤其在器官移植患者中应用激素治疗，会导致穿孔的发生。

（6）其他因素：创伤、大面积烧伤和多器官功能衰竭等。

（三）突发胃十二指肠穿孔的病人有什么表现呢

多数病人既往有溃疡病史，且在数日前溃疡症状加剧。穿孔多在夜间空腹或饱食后突然发生，典型症状是突发性上腹剧痛，呈刀割样，可放射至肩部，很快扩散至全腹。病人常出现面色苍白、冷汗、肢体发冷、脉细等休克症状，伴恶心、呕吐。如果继发细菌性腹膜炎，腹痛可加重。一般情况下穿孔表现的腹痛都是比较剧烈的，大部分病人都会选择急诊就医。但是，我们在临床工作中也遇到过一些老年人，他们非常能够忍受疼痛，不想给子女添

麻烦，拖到非常严重了才来就医，有的病人来就医时已经感染性休克了。这样就非常危险了，手术后住重症监护室多花钱不说，基础状况不太好的，可能会多器官功能衰竭就再也走不出医院了。

（四）胃十二指肠穿孔的治疗

对于胃十二指肠穿孔的治疗有以下方式。

1. 保守治疗

大部分的胃十二指肠穿孔患者需要手术治疗。少部分只发现有游离气体，而完全没有症状体征的，或症状体征极轻的患者可以在严格监护的情况下保守治疗，但是如果出现病情变化，随时可能需要手术治疗。

2. 手术治疗

（1）以穿孔修补为主（目前以腹腔镜下修补为主，缺点是腹腔镜下无法取活检，需要术后再次胃镜下取活检明确穿孔原因）。

（2）部分直径极大的穿孔或者有明显狭窄的穿孔，根据术中情况可能需要进行胃大部分切除手术。

（3）手术中如发现不能排除胃癌引起的穿孔，在有条件的情况下可以术中送冰冻明确诊断，如明确为胃癌再进行胃大部分切除。

经常有病人家属问："做胃部分切除的时候能不能尽量少切一点，多留点胃总还是有好处嘛？"在这里要解释一下：①对于胃癌患者来说，我们有标准的切除范围，切足够的范围才能达到根治癌症的效果；②对于溃疡穿孔需要行胃大部分切除的病人来说，我们需要将溃疡好发的胃窦部全部切除，这样才能避免术后的溃疡复发，所以溃疡穿孔需要做胃大部分切除的时候对于切除范围也是有要求的；③在大部分情况下残存的胃会代偿性扩张，最终能够满足患者正常的生理需要。

3. 预后

对于溃疡穿孔进行修补手术的病人，术后需要在消化内科口服抗溃疡药物，并定期复查胃镜确定溃疡已经愈合。我们在临床上遇到过很多病人，术后没能按照医嘱服药和复查，导致再次穿孔，再次手术。

（五）胃十二指肠溃疡病人的饮食要求

胃十二指肠溃疡患者的饮食需要注意以下几个方面。

（1）禁烟酒、浓茶和咖啡，特别是酒，因为酒里含有乙醇，会直接刺激胃肠的黏膜，使溃疡恶化。

（2）禁食过冷、过烫的饮食。食物的温度要适中，茶和汤都是不宜过热的。

（3）禁止饮食无规律、无节制，暴饮暴食；建议规律饮食，少吃多餐，避免出现饥饿痛。疼痛的时候吃两块苏打饼干，是可以缓解疼痛的。

（4）建议以容易消化的食物为主，肉类食物要煮全熟，蔬菜也不能半生不熟的。禁止吃过于油腻和油炸的食物。

（5）禁食味重的调料以及酸辣和过咸的食物。饮食要以清淡为主，味重的食物会刺激胃酸的分泌，延缓溃疡的愈合。同时要注意少量多餐，一天可以进食大于三餐。可以在三餐之间进食少许点心，但是要注意避免睡觉之前进食过甜的食物以及过于饱食。过量进食可能会导致胃窦部过度扩张而增加胃酸的分泌。同时要注意营养的合理，均衡的膳食对溃疡面的愈合帮助是非常大的。

第四节　尿　路　结　石

经常有病人问："医生，我这个是肾结石还是尿结石？是不是输尿管结石？"在这里首先将尿结石的概念给大家科普一下。

一、尿路结石的部位区分

尿结石也称尿路结石。尿路结石是泌尿系统各部位结石病的总称，是泌尿系统的常见病。根据结石所在部位的不同，从上至下分为肾结石、输尿管结石、膀胱结石、尿道结石。其中肾结石、输尿管结石被称为上尿路结石；膀胱结石，尿道结石被称为下尿路结石。

二、尿结石的症状

尿路结石的形成与环境因素、全身性病变及泌尿系统疾病有密切关系。其典型临床表现可见腰腹绞痛、血尿，或伴有尿频、尿急、尿痛等泌尿系统梗阻和感染的症状。凡在人体肾盂、输尿管、膀胱、尿道出现的结石，统称为泌尿系结石，亦称尿石症。尿石症是全球性的常见病，在我国的发病率也较高，且多发于青壮年。

有的病人说："为什么我邻居结石痛得在床上打滚，我的结石又完全不痛呢，有没有诊断正确哦？"

泌尿系结石的大小差别很大，大的可如鸡蛋黄，直径达5～6 cm，小的可如细沙。结石在原发部位静止时，患者常没有任何不适感，或仅觉轻度腰腹部坠胀感，往往不会引起人们的重视。所以经常有患者肾盂内结石已长至直径1 cm以上了，还没被发现，在进行体验或检查其他疾病时才发现患了泌尿系结石。结石活动或下移时可引起病人腰腹部绞痛，程度重，难以忍受，往往需注射哌替啶等强力止痛药才能缓解，常伴恶心、呕吐、小便发红等症状。结石活动期做B超，往往有单侧或双侧肾积水，这是由于结石下移在输尿管某处嵌顿所致。这时应抓住结石下移的有利时机，采取体外碎石、针灸或中药治疗，促使结石尽早排出体外，彻底消除肾积水；否则结石长期嵌顿，尿液排泄不畅通，可致不可逆性肾功能损害，后果严重。

三、尿结石是怎么来的呢

尿路结石形成的因素有许多。尿中形成结石晶体的盐类呈超饱和状态，尿中抑制晶体形成物质不足和核基质的存在，是形成结石的主要因素。

（一）流行病学因素

流行病学因素包括年龄、性别、职业、社会经济地位、饮食成分和结构、水分摄入量、气候、代谢和遗传等因素。上尿路结石好发于20～50岁人群，男性多于女性。男性发病年龄高峰为35岁。女性有两个高峰，即30岁及55岁。在第二次世界大战时，上尿路结石发病率降低，而近四十年来发病率大大上升，这与经济收入和饮食结构变化有关。实验证明，饮食中动物蛋白、精制糖增多，纤维素减少，是促使上尿路结石形成的主要原因。大量饮水使尿液稀释，能减少尿中晶体形成。高温环境及活动减少等也是影响因素，但职业、气候等不是单一决定因素。

（二）尿液因素

（1）形成结石物质排出过多：尿液中钙、草酸、尿酸排出量增加。长期卧床，甲状旁腺机能亢进（再吸收性高尿钙症），特发性高尿钙症（吸收性高尿钙症、肠道吸收钙增多或肾性高尿钙症、肾小管再吸收钙减少），其他代谢异常及肾小管酸中毒等，均使尿钙排出增加。痛风、尿持续酸性、慢性腹泻及噻嗪类利尿剂均使尿酸排出增加。内源性合成草酸增加或肠道吸收草酸增加，可引起高草酸尿症。

（2）尿酸性降低，pH值增高。

（3）尿量减少，使盐类和有机物质的浓度增高。

（4）尿中抑制晶体形成的物质含量减少，这些物质包括枸橼酸、焦磷酸盐、镁、酸性黏多糖，以及某些微量元素等。

（三）解剖结构异常

解剖结构异常如尿路梗阻，导致晶体或基质在引流较差部位沉积，尿液滞留继发尿路感染，这有利于结石的形成。

（四）尿路感染

在发生尿路感染时，尿液pH值升高，碱性尿液利于磷酸盐结石生长，所以女性病人磷酸盐结石的生成多和频繁发生尿路感染有关。

四、哪些检查能够让我们及时发现结石呢？

（1）X线检查：特点是方便快捷，特别对含钙类结石诊断作用较大。缺点是照片时需要病人体位配合，对密度较低的结石诊断阳性率较低。

（2）KUB+IVP检查：它是诊断泌尿系结石的"金标准"，不仅可以确定结石数量、部位，还可以评估严重程度。缺点是需要肠道准备，且有造影剂过敏风险。

（3）B超检查：经济简便，对阳性结石和X线检查不能发现的隐性结石也可作出诊断。其缺点是对输尿管的中下段结石显示度较低。

（4）CT检查：它可用于X线检查不能显影的结石病人。因为KUB需要做检查前准备，所以腹部CT有替代KUB的趋势。

五、尿结石怎么治疗才最好呢

对于尿路结石的治疗分为非手术治疗和手术治疗两种。急性疼痛期以解痉止痛为首要治疗目标。建议先从普通的非甾体消炎药开始，逐步升级用药，镇痛药可以和解痉药联合使用。

（一）非手术治疗

非手术治疗一般适合于结石直径小于1 cm、周边光滑、无明显尿流梗阻及感染的患者。对某些临床上不引起症状的肾内较大鹿角形结石，可暂行非手术处理。

1. 大量饮水

大量饮水可以增加尿量，冲洗尿路，促进结石向下移动，稀释尿液，减少晶体沉淀。每天饮水2000～3000 mL，昼夜均匀。

2. 中草药治疗

日常生活中以茶为饮品，除预防和改善治疗结石外还能调节人体机理平衡，增强人体抵抗力。这类中草药茶主要有蒲公英、金银花、黄连等。

3. 针刺方法

针刺方法增加肾盂、输尿管的蠕动，有利于结石的排出。

4. 运动

经常做跳跃活动，进行倒立体位及拍击活动，也有利于结石的排出。

5. 口服α受体阻滞剂（坦索罗辛）

该药物可使使输尿管下段平滑肌松弛，促进输尿管下段结石的排出。

（二）手术治疗

1. 碎石术

（1）原理。大名鼎鼎的碎石术，全名是体外冲击波碎石（ESWL）。其原理是：通过X线或超声检查对结石进行定位，将高能冲击波聚焦后作用于结石，使结石粉碎成细砂，随尿液排出。

（2）用法。它适用于直径小于2 cm的肾盂内结石、肾上盏结石或肾中盏结石，以及小于1 cm的肾下盏结石、小于1 cm的全段输尿管结石。

（3）禁忌证。结石远端出现梗阻、伴尿路感染患者，妊娠妇女及有较多基础疾病的患者，不适合进行体外碎石治疗。碎石后患者大多会出现一过性肉眼血尿，一般无需特殊处理。

2. 输尿管镜取石术（RIRS）

输尿管镜取石术是输尿管镜由尿道经膀胱进入输尿管内时，利用套石网篮或取石钳把结石取出，或在输尿管镜下用气压弹道碎石机、激光碎石机、超声弹道等碎石设备，在输尿管镜引导窥视下精确碎石，将结石击碎后再取出。对于体外冲击波碎石机定位困难、治疗失败及碎石后形成"石街"的输尿管结石患者则可采用输尿管镜治疗。如结石直径小于0.8 cm，形状规则，表面光滑，结石与输尿管壁间存在间隙，结石周围无输尿管息肉包裹，则可采用套石术；如结石直径大于0.8 cm，形状不规则，表面不光滑，结石嵌顿或其周围被息肉包裹以及ESWL后形成的"石街"，则采用碎石法。

禁忌证：①引起全身有出血性倾向的疾病；②病人有未被纠正的严重高血压、糖尿病及心脏功能不全；③泌尿系统感染急性期，控制感染后方可进行；④输尿管开口和输尿管壁段狭窄，经扩张后输尿管镜仍然不能通过者；⑤有盆腔外伤、手术及放射治疗史导致输尿管瘢痕狭窄，而结石在狭窄部之上的患者。⑥严重髋关节畸形，截石位困难。

3. 经皮肾镜碎石取石术（PCNL）

经皮肾镜碎石取石术，就是在患者腰部建立一条从皮肤到肾脏的通道，通过这个通道把肾镜插入肾脏，利用激光、超声等碎石工具，把肾结石击碎取出，就是所谓的"打孔取石"。经皮肾镜碎石取石术适用于：2 cm以上的肾结石，体外碎石无效或伴有明显肾积水的患者；2 cm以下的肾结石，以及部分输尿管上段结石。与开放手术相比，经皮肾镜碎石取石术具有损伤小、疼痛轻、取石彻底、恢复快等优点。腰部的切口通常小于1 cm，因为不切开肌肉，因此不但不影响美观，而且手术对患者的劳动能力几乎没有影响。手术后通常2~3天就出院了。与腹腔镜取石相比，经皮肾镜碎石取石术对肾脏及周围的结构影响小，不影响以后的各种肾脏手术，治疗周期短、效果立竿见影，对肾功能的影响也较小。最大的缺点就是对于医生的技术要求比较高。

禁忌证：病人有基础疾病，不能耐受手术。患者过度肥胖，穿刺针不能到达肾脏。

六、尿路结石应该怎样预防呢

尿路结石的复发率较高，碎石后往往有残石遗留，增加了结石的复发率。因此，预防尿路结石的复发有积极的意义。

（一）大量饮水

大量饮水可以增加尿量，稀释尿中形成结石物质的浓度，减少晶体沉积，也有利于结石的排出。除日间多饮水外，每夜加饮水一次，保持夜间尿液呈稀释状态，可以减少晶体的形成。成人24小时尿量在2000毫升以上，这对任何类型的结石病人都是一项很重要的预防措施。日常生活中以茶为饮品，除能预防和治疗结石外，还能调节人体机理平衡，有效抑菌止痛、利尿通淋、溶石排石，增强人体抵抗力，降低由结石引起的一系列并发症。这类茶饮品主要有蒲公英、碟清草、金银花、黄连等。

（二）饮食问题

根据结石成分、代谢状态等调节食物构成。高钙摄入者，应减少含钙食物的摄入量，少吃奶制品、豆制品、巧克力、坚果类食品；草酸盐结石的病人应限制菠菜、番茄、花生等的摄入；高尿酸的病人应避免高嘌呤食物，如动物内脏、啤酒、海鲜等。经常检查尿pH值，预防尿酸和胱氨酸结石时，尿pH值应保持在6.5左右。

（三）特殊性预防

根据病人的代谢情况，完善相关检查后方可采用以下预防方法。

（1）草酸盐结石病人可口服维生素B6，以减少草酸盐排出。口服氧化镁，增加尿中草酸溶解度。

（2）尿酸结石病人可口服别嘌呤醇和碳酸氢钠，以抑制结石的形成。

（3）伴有甲状旁腺功能亢进者，必须摘除腺瘤或增生组织。

（4）有尿路梗阻、尿路异物、尿路感染症状或长期卧床的患者应及时进行治疗，以避免结石的发生。

第五节　气　　胸

一、气胸是什么呢

"气胸"是气得胸口痛？非也！气胸就是气从肺的破口处跑到胸膜腔去了。气胸属于胸外科急症，若不及时救治，患者会有生命危险。

要理解气胸，首先需要了解胸膜腔。胸膜腔是由紧贴于肺表面的胸膜脏层和紧贴于胸廓内壁的胸膜壁层所构成的一个密闭腔隙，左右各一个，互不相通，腔内没有气体，仅有少量浆液。肺组织及脏层胸膜破裂，或胸壁及壁层胸膜被穿透，空气进入胸膜腔，就称为气胸。

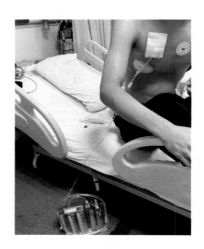

二、气胸的后果

气胸会导致胸膜腔积气和肺脏萎缩，病人会感觉胸痛和呼吸困难，严重时可出现缺氧症状，甚至窒息。

三、气胸的分类

气胸可分为自发性、创伤性和医源性三类。

（一）自发性气胸

在没有创伤或人为因素的情况下，肺组织及脏层胸膜自发性破裂，空气进入胸膜腔，称为自发性气胸。它又可分为以下两类。

（1）原发性气胸。原发性气胸患者没有外伤、没有肺病、肺部X线检查无明显病变。多见于20～40岁的青壮年男性。

（2）继发性气胸。它是存在基础肺疾病的患者发生的气胸。常见的原因包括慢性阻塞性肺病、囊性纤维化、肺部肿瘤、肺部感染。

（二）创伤性气胸

胸部外伤所致的穿透性损伤常引起创伤性气胸。闭合性胸部创伤、支气管断裂、食管破裂或肋骨骨折损伤胸膜等也可导致气胸。

（三）医源性气胸

它由诊断操作和治疗操作所致，如经胸腔细针吸引、锁骨下静脉穿刺、胸腔穿刺、机械通气等。

四、气胸的临床表现

（一）症状的轻重与下面三个因素相关

（1）有无肺基础疾病及肺功能状态——肺功能越差，对缺氧耐受力越弱，症状越重。

（2）气胸发生的缓急——发生越快，变化越大，症状越严重。

（3）胸腔内积气量及其压力高低——气体越多、压力越大、症状越重。

（二）症状

1. 胸痛

大多数患者起病急骤，典型症状为突发性胸痛，继之有胸闷和呼吸困难，并可有刺激性咳嗽。胸痛是胸膜牵拉、撕裂的结果，其如刀割或针刺样锐痛，并随深度呼吸而加剧，后期将逐渐转为持续性隐痛；疼痛部位位于患者侧腋下、锁骨下及肩胛下，有时可向同侧肩背或上腹部放射。

2. 胸闷或呼吸困难

少数患者可能有咳嗽气喘症状，咳嗽呈刺激性（因气体刺激胸膜所致）。少量气胸患者无明显症状或先有气急后逐渐平稳；大量气胸时，患者感觉胸闷、气短、呼吸困难，不能平卧。继发性气胸患者肺部病变广泛，肺功能减退。并发气胸往往气急显著，伴发绀；张力性气胸常呈进行性严重呼吸困难，有窒息感，甚至发生呼吸衰竭和休克，若不及时抢救，则可引起死亡。

（三）体征

（1）少量气胸时体征不明显。

（2）气胸在30%以上时，患侧胸部膨隆，呼吸运动减弱，叩诊呈鼓音，语颤及呼吸音减弱或消失。

（3）大量气胸可使心脏、气管向对侧移位。少量胸腔积液常是空气刺激胸膜产生的渗出液，但也可能是气胸导致胸膜粘连带撕裂引起的血气胸。

（4）皮下气肿。由于肺泡破裂逸出的气体进入肺间质，形成间质性肺气肿。肺间质内的气体沿血管鞘可进入纵隔，甚至进入胸部或腹部皮下组织，导致皮下气肿。张力性气胸抽气或闭式引流后，亦可沿针孔或切口出现胸壁皮下气肿，或全身皮下气肿及纵隔气肿。气体积聚在纵隔间隙可压迫纵隔大血管，患者会出现干咳、呼吸困难、呕吐及胸骨后疼痛症状，疼痛向双肩或双臂放射。疼痛常因呼吸运动及吞咽动作而加剧。患者发绀、颈静脉怒张、低血压、心浊音界缩小或消失，心音遥远，心尖部可听到与心跳同步的"咔嗒"声（Ha mman's征）。皮下气肿及纵隔气肿随胸腔内气体排出减压而自行吸收。气体量多时可给予粗针头置于患者皮下，通过挤压的方式使气体从针孔排出。若纵隔气肿张力过高影响呼吸及循环，则可将胸骨上窝切开排气。

五、辅助检查

（一）X线检查

X线检查（包括透视、摄片）显示气胸征是确诊的依据。

（二）CT扫描检查

CT扫描检查表现为胸膜腔内出现极低密度的气体影，伴有肺组织不同程度的萎缩改变。CT扫描检查对于小量气胸、局限性气胸以及肺大疱与气胸的鉴别比X线胸片更敏感和准确。

六、诊断

依据典型症状和体征，诊断气胸并不困难。局限性少量气胸或原有肺气肿患者，须借助X线检查、CT检查等来帮助确诊。

若患者病情十分危重无法做X线、CT等检查时，应当机立断在其患侧胸腔体征最明显处试验穿刺，如抽出气体，即可证实气胸的诊断。

七、鉴别诊断

（一）急性心肌梗死

急性心肌梗死患者亦有急起胸痛、胸闷，甚至呼吸困难、休克等症状，但患者常有高血压、冠心病史，通过心电图、X线、肌钙蛋白I及血清酶学检查等可有助于鉴别诊断。偶有左侧气胸患者在卧位时亦出现类似心肌梗死的心电图改变，但患者直立位的心电图正常。

（二）支气管哮喘和慢性阻塞性肺疾病（COPD）

两类患者均有不同程度的气急和呼吸困难症状，体征亦与气胸相似，但慢阻肺患者的呼吸困难是长期缓慢加重的，支气管哮喘患者有多年哮喘反复发作史。当哮喘和肺气肿患者呼吸困难突然加重且有胸痛、冷汗、烦躁症状，支气管舒张剂、抗感染药物等治疗效果不好时，应考虑并发气胸的可能。通过胸部X线检查、CT检查可作出诊断。

（三）肺血栓栓塞症

肺血栓栓塞症患者有胸痛、呼吸困难和发绀等酷似气胸的临床表现，但患者常有咯血和低热，并常有下肢或盆腔栓塞性静脉炎、骨折、严重心脏病、房颤病史，易患于长期卧床的老年患者。体检和X线检查、CT检查有助于鉴别。

（四）肺大疱

位于肺周边的肺大疱，尤其是巨型肺大疱易被误诊为气胸。肺大疱通常起病缓慢，患者呼吸困难并不严重，而气胸症状多突然发生。CT和X片检查结果有不同表现。肺大疱内压力与大气压相仿，抽气后，肺大疱容积无明显改变。经较长时间观察，肺大疱很少有变化，而气胸形态则随时间而变小，最后消失。

（五）其他

消化性溃疡穿孔、膈疝、胸膜炎和肺癌等的患者，有时有急起的胸痛、上腹痛和气急等症状，亦应与气胸进行鉴别。

八、治疗

（一）保守治疗

保守治疗适用于稳定型小量气胸、首次发生的症状较轻的闭合性气胸患者。患者应严格卧床休息，酌情予以镇静、镇痛等药物。

（二）胸腔排气

1.胸膜腔穿刺抽气法
该方法适用于小量气胸，呼吸困难较轻，心肺功能尚好的闭合性气胸患者。

2. 胸腔闭式引流术

该方法适用于不稳定性气胸，呼吸困难明显，肺压缩程度较重，交通性和张力性气胸，反复发生气胸的患者。

3. 经胸腔镜手术或开胸手术

（1）胸腔镜。在胸腔镜直视下对准肺大疱或破裂口治疗。电视胸腔镜还可进行肺大疱结扎、肺段或肺叶切除术，具有微创、安全等优点。

（2）开胸手术。外科手术可以消除肺的破口，从根本上处理原发病灶（如肺大疱、肺癌或结核空洞穿孔等），或确保胸膜粘连。

开胸手术的适应证：复发性气胸，尤其是合并胸腔感染者（如脓胸）；肺的原发性病灶需手术治疗者；闭式引流失败者，长期漏气所致肺不张或存在支气管胸膜瘘者；大量血气胸者；双侧气胸者；胸膜增厚，或已有纤维膜形成使肺不能膨胀者；自发性气胸伴有巨型肺大疱者；特殊性气胸，如月经性气胸等；青少年原发性气胸（易复发，且可引起双侧气胸）。自发性气胸的类型见表1所列。

表1　自发性气胸的类型

类型	破口特点	临床表现	胸腔压力测定
闭合性（单纯性）	破口较小，且迅速闭合，故空气进入较少	一般的胸闷或轻度气短，无明显呼吸困难，抽气后迅速缓解	一般在$-1\sim-2$ cmH_2O，但有时为正压，在一次或数次抽气后不再上升为正压
交通性（开放性）	破口较大，不易关闭，空气自由进出	呼吸困难比较明显，抽气后好转，但不久又出现呼吸困难	压力在$-2\sim4$ cmH_2O左右，由于空气自由进出，抽气后仍不能维持负压，症状改善不显著
张力性（高压性）	破裂的肺组织和脏层胸膜形成单向活瓣，吸气时空气可进入胸膜腔，呼气时破口关闭，气体不能排出，故胸膜腔内压力迅速增高	严重呼吸困难、发绀、休克等危重症状，甚至昏迷	压力为明显的正压，因空气只能进入，不能排出，故抽气后不久压力又再升高，症状改善短暂

第六节 急性胰腺炎

随着生活水平的提高，急性胰腺炎的发病率逐渐升高，尤其是高脂血症性胰腺炎的发病率越来越高。急性胰腺炎是一种消化系统常见疾病，大部分患者属于轻症，预后好，无后遗症。少部分患者为重症胰腺炎，死亡风险较高，并发症多，医疗花费大。它已经成为严重威胁我国人民健康和生命的重大疾病。

一、概念

急性胰腺炎是一种由多种病因引起的胰酶激活，以胰腺局部炎症反应为主要特征，伴或不伴有其他器官功能改变的疾病。临床上，大多数患者的病程呈自限性，20%～30%的患者病情凶险。总体病死率为5%～10%。

重症急性胰腺炎是指急性胰腺炎伴有脏器功能障碍，或出现坏死、脓肿或假性囊肿等局部并发症，或两者兼有。患者腹部体征：上腹部明显的压痛、反跳痛、肌紧张、腹胀、肠鸣音减弱或消失等症状，腹部包块，偶见腰肋部皮下瘀斑征（Grey-Turner征）和脐周皮下瘀斑征（Cullen征）。可以并发一个或多个脏器功能障碍，也可伴有严重的代谢功能紊乱，包括低钙血症（血钙＜1.87 mmol/L）。增强CT检查为诊断胰腺坏死的最有效方法，B超及腹腔穿刺对诊断有一定帮助。（APACHE Ⅱ）评分≥8分。（Balthaza）CT分级系统≥D级。死亡率为20%，伴有严重并发症的患者死亡率可高达50%。

二、病因

急性胰腺炎的病因较多，且存在地区差异。在患者确诊急性胰腺炎基础上，应尽可能明确其病因，并努力去除病因，以防复发。

1. 胆道结石

胆石症是我国急性胰腺炎的首位病因，约占40%～70%，但胆道结石患者仅3%～7%发生胰腺炎。近年来的研究表明，急性胰腺炎患者中有70%是由胆道微小结石引起的，这种微小结石的成分主要是胆红素颗粒，其形成与肝硬化、胆汁淤积、溶血、酗酒、老龄等因素有关。

2. 高脂血症

近年来，高脂血症引起的胰腺炎明显增多，尤其是体型肥胖伴有高血脂、脂肪肝和家族性高血脂病史的患者。高甘油三酯血症胰腺炎发病率逐年上升，甘油三酯大有超越酒精，成为我国急性胰腺炎第二位病因的势头。在所有急性胰腺炎患者中，高甘油三酯患者占1%～14%，并且甘油三酯水平越高，发生胰腺炎的风险越大。

3. 酗酒或暴饮暴食

饮酒会诱发急性胰腺炎。胰腺炎患者中约20%的患者是因为饮酒所致。目前，酒精是我国急性胰腺炎的第二位诱发因素。患者以男性青壮年为主，暴饮暴食和酗酒后，可因大量食糜进入十二指肠、酒精刺激促胰液素和胆囊收缩素释放而使胰液分泌增加，进而引起乳头水肿和肝胰壶腹括约肌痉挛，最终导致急性胰腺炎发病。

4. 其他病因

其他病因如壶腹乳头括约肌功能不良、药物和毒物、逆行性胰胆管造影（ERCP）、十二指肠乳头旁憩室、外伤、高钙血症、腹部手术、胰腺分裂、壶腹周围癌、胰腺癌、血管炎、感染（柯萨奇病毒、腮腺炎病毒、获得性免疫缺陷病毒、蛔虫症）、自身免疫（系统性红斑狼疮、干燥综合征）、α_1抗胰蛋白酶缺乏症等。

三、发病机制

1. 胰腺的自身消化

急性胰腺炎的发病机制主要是胰液对胰腺及其周围组织的消化。正常人的胰液在体内不会发生自身消化，这是因为有几种防御机制：①胰管上皮有黏多糖保护层；②胰腺腺泡有特异的代谢功能，可阻止胰酶侵入细胞内；③进入胰腺的血流中有中和胰酶的物质等。此外，胰蛋白酶等大部分胰酶在分泌时以不激活的状态存在，即以酶原的形式存在，此时无自身消化作用。上述的正常防御功能遭到破坏时，如胰管阻塞、刺激胰酶分泌的作用突然增加，感染的胆汁或十二指肠液侵入腺泡等因素，均可导致胰管内压增加、腺泡破裂，暴发性地释放出所有胰酶，包括蛋白酶、脂肪酶和淀粉酶等，从而造成胰酶的自身消化。

2. 炎性细胞因子在致病中的作用

炎性细胞因子在急性胰腺炎导致的全身性炎症中起重要作用。在急性胰腺炎中炎性细胞因子互相关联和累积，可导致血管渗漏、低血容量、多系统器官衰竭等危象的发生。

四、临床特征

1. 腹痛

腹痛是急性胰腺炎的主要临床表现之一，持续时间较长，如有渗出液扩散入腹腔内可致全腹痛。少数患者，尤其是年老体弱者无腹痛或仅有轻微腹痛。对于这种无痛性急性胰腺炎应特别警惕，因为很容易漏诊。

2. 黄疸

如黄疸呈进行性加重，又不能以急性胆管炎等胆道疾病来解释时，应考虑有急性胰腺炎的可能。

3. 休克

患者常有不同程度的低血压或休克，休克既可逐渐出现，也可突然发生，甚至在夜间发生胰源性猝死，或突然发生休克而死亡。部分患者有心律不齐、心肌损害、心力衰竭等症状。

4. 高热

在急性胰腺炎感染期，由于胰腺组织坏死，加之并发感染或形成胰腺脓肿，患者多有寒战、高热症状，进而演变为败血症或真菌感染。

5. 呼吸异常

患者早期可能有呼吸加快症状，但无明显痛苦，胸部体征不多，易被忽视。如治疗不及时，可发展为急性呼吸窘迫综合征。

6. 神志改变

急性胰腺炎可并发胰性脑病，表现为反应迟钝、谵妄，甚至昏迷。

7. 消化道出血

急性胰腺炎可并发呕血或便血。上消化道出血多由于急性胃黏膜病变或胃黏膜下多发性脓肿所致；下消化道出血多为胰腺坏死穿透横结肠所致。

8. 腹水

合并腹水患者几乎都为重症急性胰腺炎。腹水呈血性或脓性，腹水中的淀粉酶升高。

9. 皮肤黏膜出血

患者的血液可呈高凝状态，皮肤黏膜有出血倾向，常有血栓形成和局部循环障碍，严重者可出现弥散性血管内凝血（DIC）。

10. 脐周及腰部皮肤表现

部分患者的脐周或腰部皮肤可出现蓝紫色斑，表明腹腔内有出血、坏死以及血性腹水。脐周出现蓝紫色斑称为Cullen征，腰部皮肤出现蓝紫色斑则称为Grey-Turner征。

五、辅助检查

1. 血淀粉酶、脂肪酶检查

血淀粉酶及脂肪酶是急性胰腺炎的生物标志物，其值超过正常值3倍以上时，需考虑胰腺炎。血淀粉酶在急性胰腺炎发作后6～12小时内升高，3～5天恢复正常；血清脂肪酶在4～8小时内升高，8～14天恢复正常。许多疾病都可引起淀粉酶及脂肪酶升高，因此诊断胰腺炎，还需要参考临床症状及影像学（腹部彩超或CT）表现；另外，少数胰腺炎患者淀粉酶及脂肪酶可能是正常的。

2. 腹部超声检查

腹部超声检查可以显示胰腺肿大，胆囊、胆管有无结石，胰腺周围有无积液。然而，因为腹部胀气等原因，腹部超声可能无法清晰显示胰腺。

3. 腹部CT检查或增强CT检查

CT检查是诊断急性胰腺炎的重要手段，准确率可达70%～80%，可显示胰腺和胰后的图像。腹部CT可以显示胰腺肿大，胰腺周围渗出或积液；腹部增强CT还可确定有无胰腺坏死、坏死范围、有无局部并发症，帮助评估病情及预后。根据炎症的严重程度分级为A～E级。A级：正常胰腺。B级：胰腺实质改变，包括局部或弥漫的腺体增大。C级：胰腺实质及周围炎症改变，胰周轻度渗出。D级：除C级外，胰周渗出显著，胰腺实质内或胰周单个液体积聚。E级：广泛的胰腺内、外积液，包括胰腺和脂肪坏死、胰腺脓肿。D～E级：临床上为重症急性胰腺炎。

4. MRI、MRCP检查

核磁共振（MRI）的优势是能更好显示胰腺炎症、坏死及局部并发症情况，无辐射；缺点是费用高、检查时间长。核磁共振胆胰管成像（MRCP）能清晰显示胆管系统的结构，主要运用于胆源性胰腺炎患者，了解患者有无胆管结石及胆道梗阻情况。

5. ERCP检查

经内镜胆胰管造影（ERCP）检查是一种内镜技术，通过将特殊的上消化道侧视内镜引导进入十二指肠，通过十二指肠乳头到达胆管和胰管，再通过注入造影剂显影胆管和胰管。该检查一方面可以了解患者胆道情况，用于诊断有无胆道结石或梗阻情况等病变；另一方面若发现胆道结石，还可以进行取石，达到治疗目的。该项操作的缺点是技术要求高，并发症（胰腺炎、感染、出血）较为严重。

6. 肝功能检查

该检查可以初步了解患者有无胆道梗阻及肝功能损害表现。

7. 其他器官功能检查

其他器官功能检查包括肾功能、血液（血小板）、肺功能（动脉血气分析）、脑功能（GCS评分）等检查，帮助评估患者是否为重症急性胰腺炎。

8. 血脂检查

高脂血症是胰腺炎的重大危险因素。胰腺炎患者需要进行血脂检查，当血甘油三酯超过一定限度时，可考虑高脂血症性胰腺炎。随着人们生活水平的升高，高脂血症性胰腺炎的发病率正逐渐升高。

六、如何诊断

（一）诊断

临床上引起上腹痛的原因很多，确诊急性胰腺炎主要依据：与胰腺炎表现相符的腹痛（上腹部持续性疼痛）；血淀粉酶和（或）脂肪酶升高超过正常值3倍以上；影像学表现符合典型胰腺炎影像学表现。以上3条中符合2条就可临床诊断为急性胰腺炎。

重症急性胰腺炎：具备急性胰腺炎的临床表现和生化改变，且具下列之一者：局部并发症（胰腺坏死，假性囊肿，胰腺脓肿）；器官衰竭；Ranson评分≥3；APACHE Ⅱ评分≥8；CT分级为D、E。

（二）并发症

1. 全身并发症

全身并发症包括急性肾衰竭、心肌损伤、凝血功能障碍、胰性脑病、肠梗阻、消化道出血等。

2. 局部并发症

（1）急性液体积聚：发生于病程早期，胰腺内或胰周及胰腺远隔间隙液体积聚，并缺乏完整包膜。

（2）胰腺坏死：增强CT检查提示无生命力的胰腺组织或胰周脂肪组织。

（3）假性囊肿：有完整非上皮性包膜包裹的液体积聚，内含胰腺分泌物、肉芽组织、纤维组织等。多发生于急性胰腺炎起病4周以后。

（4）胰腺脓肿：胰腺内或胰周的脓液积聚，外周为纤维囊壁。

（三）鉴别诊断

1. 急性胆囊炎、胆石症

急性胆囊炎、胆石症与急性胰腺炎有相似之处，但它们还是有明显的区别。急性胆囊炎、胆石症的疼痛多位于右上腹，并向右肩部放射，常有反复发作史，多伴有畏寒、发热、寒战及黄疸等症状；而重症急性胰腺炎的疼痛多位于上腹部，疼痛较急性胆囊炎或胆石症更为剧烈，且向左侧腰部放射，疼痛一般不能被镇痛解痉剂所缓解。急性胰腺炎的血尿淀粉酶常升高，而急性胆囊炎、胆石症患者的血尿淀粉酶多正常。若为胆源性胰腺炎，临床上则更难鉴别，常在手术中明确诊断。

2. 消化性溃疡急性穿孔

该病与急性胰腺炎的鉴别诊断比较困难，但典型的胃十二指肠溃疡穿孔患者多有慢性溃疡病史，穿孔前有长短不一的消化性溃疡发作症状，并且有突然出现的全腹痛，体格检查可发现腹壁呈板状腹，肝浊音界缩小或消失，肠鸣音消失，X线检查可见膈下游离气体，血尿淀粉酶正常，腹腔穿刺的抽出液内偶见食物残渣。

3. 胆道蛔虫症

突然发病，多见于儿童及青壮年，上腹部剑突下的钻顶样疼痛，疼痛的发作与缓解无规律性。主要临床特点为症状严重，但体征轻微，血尿淀粉酶正常，若合并有急性胰腺炎，则淀粉酶升高。

4. 肠系膜血管栓塞

腹痛多位于中腹部，疼痛不如急性胰腺炎严重，但腹胀较急性胰腺炎明显，肠管坏死后腹痛可缓解或消失，有时伴有休克。

5. 急性肠梗阻

急性肠梗阻，特别是高位绞窄性肠梗阻患者常有剧烈的腹痛，并伴有呕吐，淀粉酶可升高。肠梗阻患者腹痛的阵发性加剧较重症急性胰腺炎更为明显，腹痛时伴有肠鸣音亢进，呕吐后腹痛即可缓解。腹部检查可见肠型，腹部X线检查可见肠腔有多个气液平面。

6. 急性肾绞痛

急性胰腺炎有时需与左肾及左输尿管结石相鉴别，由泌尿系统结石引起的肾绞痛多为阵发性绞痛，向会阴部放射，并合有血尿、尿频、尿急、尿痛等尿路刺激症状。

7. 心肌梗死

由于重症急性胰腺炎常有心血管系统的损害，心电图上也可出现心肌梗死样改变，故其与冠状动脉粥样硬化性心脏病、心肌梗死的鉴别十分重要。心肌梗死患者多有冠心病史，胸前有压迫感和胸闷，心电图常有各种心肌梗死表现，肌酸磷酸激酶升高，多无急腹症表现。

七、急救措施

轻症急性胰腺炎患者的急救措施：以禁食、抑酸、抑制胰酶分泌和维持水、电解质平衡为主，大多数患者3～5天缓解，预后好，无并发症。

重症急性胰腺炎的诊治工作应尽可能在重症监护病房（ICU）中进行，应采取积极有效的措施，以阻止病情的进一步恶化，尽力挽救患者的生命。重症急性胰腺炎的治疗包括禁食，胃肠减压，止痛，补充水、电解质，纠正酸碱平衡失调，预防和控制感染，抑制胃液和胰液的分泌，维护器官功能等，必要时进行手术治疗。

另外，对重症急性胰腺炎患者还可以进行中药治疗，早期应用通里攻下中药，如大承气汤等，对多系统器官衰竭有一定的预防作用。用生大黄泡水喝等有恢复肠蠕动、保护肠黏膜屏障的功能，能减少肠源性感染及肠源性内毒素血症的发生；大黄还具有减轻胰腺出血与坏死的程度、抑酶、抑菌、导泻、解除壶腹括约肌痉挛等作用。清热解毒及活血化瘀类中药则具有改善腹腔脏器的供血、减少炎性渗出、促进炎症消散及减少脓肿形成等作用。足三里穴位针灸等也有一定的辅助治疗作用

八、预防

1. 戒烟戒酒
吸烟及饮酒都是胰腺炎的诱发因素，因此，建议戒烟戒酒。

2. 合理膳食
低脂饮食，不要暴饮暴食，适量运动，防止营养过剩。

3. 尽早处理胆石症
胆道结石是诱发急性胰腺炎的常见原因，如果存在胆道结石需尽早就医处理。

第七节 胆囊结石或息肉

"胆都切了，还有啥胆子哟？"不少切了胆囊的男性都这样戏谑着说自己。其实胆量大小与切不切胆囊是没有任何关系的。现实生活中做了胆囊手术的人的确不少。

一、胆囊结石

胆结石的种类很多，因位置不同可分为：胆囊结石、胆总管结石、肝内胆管结石。常说的胆结石一般指胆囊结石。

胆囊结石与多种因素有关，如肥胖、高血脂、糖尿病、胃肠手术、长期高脂饮食和不规律进食等。

二、结石性胆囊炎

胆囊结石一般都是静悄悄的，不去做彩超或CT检查，一般很难发现它。它一般都以让人很不舒服的疾病形式引起患者的注意，常常表现为右上腹及剑突下疼痛，很多人在检查前常常误以为是胃痛，结果服用胃药，但疼痛根本不会缓解。还有可能出现黄疸，表现为皮肤巩膜发黄，这种情况很可能是出现了胆总管内结石，从而导致梗阻性黄疸，伴随症状常见恶心、呕吐等。一旦出现了右上腹痛、恶心、呕吐、黄疸等症状，就有可能是胆囊炎了，应及时就医，通过腹部B超检查就能确诊。

三、发现胆结石怎么办

胆结石属于良性病变，对大多数人来讲，如果胆结石一点症状都没有，那就不用治疗。一旦局部产生炎症导致结石性胆囊炎发作，病人就会出现腹痛、恶心、呕吐等症状，这时就需要进医院了。如果只是胆囊结石引起的胆囊炎，且为首发，是否手术治疗就由病人自己决定。有的人一辈子就得一次结石性胆囊炎。胆结石是良性病变，可以选择保守治疗，如消炎、解痉、镇痛治疗，一般5天左右就好了。缺点就是可能会有复发的风险，有的人一年都发好几次，还有少部分人发生胆源性胰腺炎，这就很麻烦了，万一是重症胰腺炎就有性命危险。结石性胆囊炎的患者如果有手术愿望，可以到肝胆外科就诊，现在技术成熟，一般采用微创的腹腔镜行胆囊切除术，手术切口小，愈合快，几天就出院了。但对于一些经常发作结石性胆囊炎、胆源性胰腺炎的患者，医生就会主动建议手术治疗。

四、胆囊息肉

（一）定义

胆囊息肉又称胆囊息肉样病变，是胆囊黏膜局限性隆起性病变的统称。胆囊息肉是一种常见的胆囊病变，多数情况为胆囊腔内的良性占位性病变，但有少数息肉是恶性的，是癌或可能变成癌。

（二）诊断

对胆囊息肉的初步检查应采用腹部超声检查。

五、胆囊息肉切还是不切

在临床中，胆囊息肉的患者往往比胆囊结石的患者更纠结。因为胆囊结石毕竟只是炎症的后果，而胆囊息肉就不一样了，有良性的有恶性的，很难百分之百地肯定哪个息肉是癌哪个息肉不是癌。那到底该怎么办呢？

（一）对病人

每个人都有选择如何治疗的权力。如果是息肉，你可以坚定的要求医生作手术。如果你觉得自己身体的器官，总有功能需要，留着更好，一旦切了，有可能出现消化方面的问题，且医生认为良性的可能性大，那么你可以听从医生的建议，定期复查追踪其变化趋势。

（二）对医生

经常有病人问："医生，我这个息肉是不是癌哟？切不切呢？"胆囊息肉，有良性有恶性（癌变），该怎么判断呢？医生该如何给病人建议呢？每当这时，医学权威指南和专家共识就是医生该遵循的治疗原则了。

（1）对于胆囊息肉大小在1 cm或以上的患者，推荐进行胆囊切除术，前提是患者适合并接受手术。

（2）对于存在息肉样病变和症状可能归因于胆囊的患者，如果未证实引起患者症状的其他原因且患者适合并接受手术，建议进行胆囊切除术。医生应告知患者胆囊切除术的益处与症状持续存在的风险。

（3）如果患者存在大小为6～9 mm的胆囊息肉和一个或多个恶性肿瘤风险因素，且患者适合并接受手术，推荐进行胆囊切除术。

（4）如果患者无恶性肿瘤风险因素且胆囊息肉大小为6～9 mm，或有恶性肿瘤风险因素但胆囊息肉≤5 mm，推荐在6个月、1年和2年时进行胆囊超声检查随访。

（5）如果患者无恶性肿瘤风险因素，且胆囊息肉≤5 mm，则不需要随访。

（6）如果随访期间胆囊息肉生长至10 mm，则建议进行胆囊切除术。如果胆囊息肉在2年随访期内生长≥2 mm，则应考虑胆囊息肉的当前大小以及患者的风险因素。可通过多学科讨论来决定是否继续监测或是否需要进行胆囊切除术。

（7）如果随访期间胆囊息肉消失，则可停止监测。